黃帝內經×量子糾纏

情志相勝、運氣調頻、分子營養與量子信息醫學實證

張淵豪
自然醫學博士——著
許心華 博士——總編審

自然醫學智庫全書

微觀醫療，頻率共振的生命科學！

調治先機，開啟全息密碼

情緒致病，預防重症危機｜黃帝內經自然醫學
情緒治病，情志相勝療法｜黃帝內經平衡之道
未病先防，疏泄和暢｜黃帝內經健康體現
量子調頻，體質調攝｜五運六氣與季節養護
分子營養，自然節律｜量子分子整合療法實踐

Natural Medicine

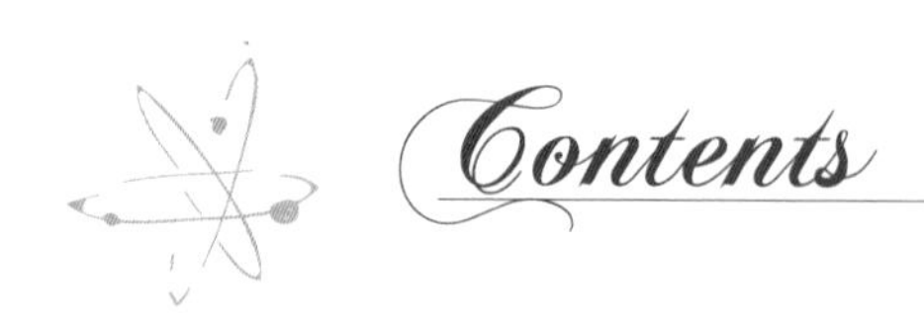

Contents

目錄

專家名人推薦語

量子與疾病息息相關，意識產生情緒，讓人有過度情志，而破壞既有的量子和諧，產生疾病。

如何讓身體健康，就從調頻開始，讓生命可以身心靈合一，推薦《黃帝內經╳量子糾纏》這本書，進一步瞭解如何調頻人生。

謝天渝

牙醫學、中醫學、自然醫學三博士
高雄醫學大學口腔醫學院前院長

《黃帝內經》就是自然醫學的養生學，健康是在長期調養下，累積而來。

《黃帝內經》寫到「法於陰陽，和於術數，食飲有節，起居有常，不妄作勞」，以上簡單 20 字，就是身心靈健康的密碼。推薦張博士的《黃帝內經╳量子糾纏》，一起掌握健康養生的關鍵密碼。

高宗桂

台灣中國醫藥大學、南京中醫藥大學
北京中醫藥大學三醫學博士
中國醫藥大學專任教授、馬光中醫醫療網總院長

前言
打造茶米夢，開創黃帝內經大智養生學

張淵豪 博士

「趕快，每個人交出 50 元！」迎面走來一位穿著制服卻面露凶光的人。

「啪——」見到有人沒有反應，竟然就抓起桌上的書包，惡狠狠地砸過去。

國中從升學班轉到普通班的我，當時見到這種情形，真是無法適應。

這名別班男同學，趁著下課休息時間，闖進來對我們大聲吆喝著，大家無不乖乖地掏出錢來。突然，有位身高約 180 公分、高大帥氣的同學怯懦地說：「今天沒有錢。」隨後吃了一記重拳。

痛擊欠扁的人生

見到這一幕，突然覺得升學班原來是天堂，氣惱自己怎麼沒有把數學考好，而流落到這裡。

「等一下他過來，我要把午餐的 50 元給他嗎？」腦海中閃過許多念頭。

終於，那位同學走到我面前說：「新同學齁，要交保護費，知道嗎？」

我看著比我還矮的他，而且才一個人，心中升起幹嘛要怕的念頭，於是便回：「沒錢。」對方拳頭就揮了過來。

當下的我忽然失去理智，就跟他打起來了，那一記痛擊，彷彿解封了壓抑多年的情緒，讓我下意識地回擊。

沒多久有人報告老師，我們兩人被叫到訓導處交代事情經過。我說：「沒什麼事，就是被撞到，感覺不舒服，所以跟對方起了衝突。」訓育組長訓了我們一頓之後，罰了勞動，然後就放我們回去上課。

離開時，對方說了一句：「你不錯，沒有出賣我，之後不用交保護費了！」這是我沒有料想到的結果。

回到班上，突然受到同學的熱烈鼓掌，彷彿迎接英雄歸來一般，連班上最有地位的班長，也對我刮目相看說：「以後你就當副班長，做我的助手，有沒有問題？」並由全班同學鼓掌表示通過。

就這樣，我在普通班有了朋友，再也沒有人敢來班上找麻煩，最神奇的事情是，第一次段考，數學竟然及格了。我用自己的力量，痛擊欠扁的人生，翻轉了國中生活。

用力打出來的生命

時間再往前回到 47 年前，一個風和日麗、秋高氣爽的日子，天才微微亮，就在南投省立醫院，母親強忍劇痛自個兒生下了我，父親正遠在金門前線服役。

後來，媽媽回想那個當下——孩子出生的時候，因為臍帶纏繞，醫生費了好大的勁頭才完成接生，這個與死神奮力拔河的嬰兒，帶著一張發黑、變紫的臉來到世上，卻剩下一絲尚存的氣息，彷彿隨時都會與世界道別……。

就在此時，醫生一手捉著嬰兒雙腳、一手拍打嬰兒屁股，沒多久就聽到有力的哭聲，大口大口地吸著人間的氧氣，終於活了回來。

「為何要這樣打我的孩子？」母親不解地詢問醫生。

「這孩子不乖，欠打！」醫生幽默地回答。

歷經過生死之劫，家人為了讓孩子平安長大，就到社區的玄天上帝廟祈求平安，並在擲筊恩准下，成了玄天上帝的義子。

年幼調皮搗蛋，不知天高地厚

出生後，我就被大家捧在手掌心，喝著母奶，呵護長大。

因此，小時候的我非常調皮搗蛋，滿兩歲就開始出門探險，附近玄天上帝廟就像我另一個家。

廟門口，有一對石獅子，成了我的座騎，有時候騎左邊那隻，有時候騎右邊那隻。累的時候，就到廟裡玄天上帝的供桌下休息；餓的時候，就將玄天上帝供桌上的供品食用。

「這樣不行，對帝爺公不敬……。」廟公說，心想到底是哪來的野孩子。

「我有問爸爸，爸爸說可以吃。」我理直氣壯地說。

「你爸是誰，怎麼可以這樣教小孩！」廟公搖著頭說。

我指著供桌後的玄天上帝。

廟公看了說「那五摳零」（怎麼可能），但也沒再管過我。

因為經常在廟中玩耍，久而久之，儼然成為社區孩子王，開始帶著一群孩子在社區中玩耍。累了，就邀請他們到家中作客，展示玩具與收藏。

我在這樣自由自在的環境下長大，直到 2 歲多的時候，父親才從金門退伍返家，並在南投市區開了一間計程車行，擁有 10 多部計程車，還有一間屬於自己的市區店面房子。全家也搬遷到市區。

家道中落，遭受言語霸凌

然而好景不常，就像電視劇上演的劇情，父親交到不好的朋友，引誘他賭博，進而輸掉了家產、事業，並且負債累累、跑路。當時的我還小，懵懵懂懂，幼時不識愁滋味。

直到有一天，父親默默回來，接走懷孕中的媽媽、我和妹妹，離鄉背井、一家五口擠在桃園的一間雅房。

在桃園生活的日子，我再也不是孩子王。父親仍以開計程車維生，勉強維持家計，後來在八德郊區買了房子讓全家居有定所，那時候已是六口家庭，因為生活經濟壓力很大，父母之間常為了如何用錢、省錢，而不斷爭吵。我們這群小毛頭就在父母的吵鬧聲中，伴隨著恐懼、害怕情緒逐漸成長。

國小期間，因為經常繳不出營養午餐費和其他規費，導致老師不滿，某次段考成績與另一位同學同分，排名自然被往後拉，不小心犯了錯，就會被老師趁機狠狠修理。

一路到國小六年級遴選模範生時，班上 3 個候選人讓同學表決，我獲得最高票，將代表參加縣長表揚領獎。本應是我的名額，竟當眾被老師羞辱：「連營養午餐費都交不出的人，怎麼當模範生，換人！」就這樣，師長言語的霸凌，把僅存的一點自尊心擊垮，讓自己籠罩在內向、自卑，鬱鬱寡歡的情緒中，直到畢業。

這也是為何國中時候，遇到惡霸勒索，在被痛擊一拳後，突然失去理智回擊，並將累積多年的壓力、情緒宣洩。事後結果出乎意外，不但擺脫惡霸，還重拾自信、成績開始持穩，也發覺有些事情不能隱忍，只要願意面對，人生還是有無限可能。

現在回想這段往事，很多人也許也有這樣的類似經歷，來自原生家庭、成長過程的印記，導致後來內心有很多負面情緒或是不想面對的事情，不去面對不表示不存在，可能存在潛意識的某個角落，伺機爆發，或者鬱鬱寡歡，無法適應往後的生活，最後成為憂鬱症患者。

做自己的主人，踏上從軍之路

國中畢業後，成績無法直升公立高中，在不情願的情況下，被父親安排到朋友的輪胎行當學徒，學習一技之長，晚上則就讀高職夜校。

當時，深知自己還無法為人生作主，只有白天努力學習技能，晚上認真讀書，希望有一天可以脫離掌握，做回自己。

高職畢業後，順利考上軍校，踏上從軍之路，開始另一條人生道路。

記得，父親送我到軍校門口，並說：「想清楚再走進去，進去了就別出來！」

我知道眼前這條路，是自己所選，很期待地頭也不回、向前邁進。

軍校生活，竟成了我這一生最快樂的日子，也因為是學電子工程，因此有機會接觸到物理學、電磁學、電子學，對微觀世界產生興趣，經常思考電子、電磁、引力之間的神奇特性。

同學來自全國各地，很多人是公立高中畢業，才知道人外有人、天外有天，在學校扣除上課、軍事訓練時間，有空檔時最喜歡待在圖書館、沉浸於書海之中，遇到不懂問題就請教老師。因為還有參加社團，每到假日，就跟著社團辦理活動，進而結識不同學校好友，感受不同世界的生命思維。現在的妻子，就是在這樣的時間點認識，一路攜手到現在。

以上分享我的人生前半段故事，就是要來因應《黃帝內經》一開始說的：「昔在黃帝，生而神靈，弱而能言，幼而徇齊，長而敦敏，成而登天。」

黃帝作為人類原古的祖先，就是提醒每一個人在出生的時候，通常都具備神性與先天天賦，若是能夠在家長、老師的規劃栽培之下，建立正確價值觀、人生觀、養生觀及做人處世的正確態度，就會引領孩子走向幸福健康的一生。

但是，生命總是有例外，有更多孩子是成長在忐忑崎嶇之路，因為心智尚未成熟，難免會遇到風雨並受到委屈，發現世界並沒有想像中的那麼美好，就可能就會岔出生命的歪道。此時，若有來自內心的神性誘導回歸正道，就能真正領悟生命，幫自己調頻，重新導向正軌。

我們每一個人都跟黃帝一樣，具備這樣的能力。只是，隨著成長背景不同，讓先天神性逐漸消失不見。

有情緒問題的人，處處可見，要如何應處

讀過《黃帝內經》後，瞭解到很多人因為出生及生長環境不同，所以會有專屬於自己的個性、體質、情志。因為人處於天地之間，會受到陰陽四季、環境的磁場感應，而有專屬於自己的情緒、個性及體質密碼，再加上後天環境因素，這個密碼還會重新編碼，如果可以破解這個密碼，就能重啟生命，讓自己更好。

然而，也有可能破解失敗，此時就必須跟著密碼指令——「喜、怒、哀、樂、悲、恐、驚」x「個性」x「體質」＝千變萬化的你，是好是壞，都由個人所致，這也是量子糾纏的本質（參見【輯一】量子

相關介紹）。當你想要改變，就會發生奇蹟，當你堅持己見、固執，問題就會永遠存在。

回顧軍旅生涯近 24 年，發生過一些故事，讓我更加明白情志管理的重要。

◎故事一：基隆海巡部時期，士兵輕生事件

排長是我軍校畢業後的第一個職務，當時站在很多人前面發號司令，也是第一次可以規劃別人的生活作息，一切跟學校教的不一樣。當時，有位剛下部隊的士兵，階級最小，卻可以跟士官長一起打撞球，調派勤務時，總是排到比較輕鬆的任務，他的女友也會在休息時間來會客。後來問了士官長，才知道有親戚關係，所以「特別照顧」一下，應該沒有違反規定。

剛到部隊的我，還不熟悉狀況，心想上面還有很多長官看著部隊，不至於會出事，沒料到隔天早點名的時候，那位士兵竟然消失不見了……。

經過聯繫，得知是因為思念女友，利用夜晚翻牆「不假離營」。當天下午，就在父母帶領下「回來」了，事情就在接到長官一通電話下落幕。結果才沒兩天，他又逃兵了。當然，還是在父母帶領下，很快地又回到單位。因為家裡有一些背景，依然沒事，只有禁足處分，但我找了時間跟他聊聊，想要瞭解為何要逃兵。

他：「從小被父母寵愛，要什麼有什麼，現在來當兵，非常不自由、不習慣！」

我：「你在這裡除了不能離營，營區內幾乎很自由，女友晚上還能來會客。」

他：「不一樣，那不是真自由，不能想幹嘛就幹嘛，也不能時時刻刻跟女友一起。」

因為家中背景，陸續有許多長官特別關心，希望他能順利服完兵役。但是，沒多久，他又逃兵了。

他的父母保證一定會把他帶回來，請部隊再給一次機會。回來後，長官無法再給予寬容，送禁閉一週。一週後出來，乖乖地待到放假才離營。此後，再也沒有見過他了。直到被通知認領遺體，才知道他因為不想再回到部隊，選擇結束自己的生命。喪禮上，他的父母老淚縱橫，女友也在一旁泣不成聲，我的心中很是感傷，但也幫不上忙。

這是因為過度溺愛造成的後果，害了孩子一生。過度溺愛孩子可能會造成個性柔弱、意志不堅，甚至我行我素、目中無人，反正出了任何問題，都有父母做靠山，沒有什麼好怕。

然而父母的庇佑，真的可以保護孩子一生平安、順遂、衣食無虞嗎？溺愛不僅會毀掉孩子，更是在懲罰自己。

家長一步步的容忍、過於常人的愛，等於把孩子推上了不歸路，父母覺得付出的是愛，得來的往往是孩子長大後的怨恨，甚至是出事後的悔恨。這樣的故事很多，值得身為父母的人深思？

◎故事二：成功嶺時期，及時挽救自傷士兵

因為有前車之鑑，在成功嶺當連長時，我比部隊晚睡、早起，所有任務會做全般性規劃，確定安全無虞才會執行。身為連長，有更多的權力指揮部隊及照顧官兵。剛好看到一位體弱、精神不濟的士兵，狀況類似之前的例子，於是特別留意。因此，讓他擔任傳令，幫我遞送文件、做文書，方便就近照顧。

連長期間習慣晚睡，睡前也會到士兵寢室巡查，看看每個人是否還在床上。某一晚，那位士兵沒在床上、不見了，於是緊急動員人力尋找，最後在樓梯角落找到，已經割腕昏迷，所幸傷口不深。因為發現得早，緊急就醫後並無大礙。醫師評估情緒尚不穩定，開了鎮靜藥物。因為是我的傳令，所以將藥物放在連長室，按時拿藥服用。

某一晚，開會到 10 點多回到辦公室，發現藥物不見，趕緊查看床鋪，他又不見了。隨即動員找人，發現他昏迷在廁所，旁邊只剩下藥袋，再次緊急送醫。從那天起，開始派人 24 小時陪伴他，並且給予輔導，休假時也請家長來回接送。

跟家長做過訪談後，發現孩子為了不想當兵而傷害自己，看看能否達到停役標準、提前退伍。瞭解狀況後，花了時間跟他做深度訪談，並讓其瞭解越是極端，在部隊就會有一個人 24 小時陪伴，休假時還要有父母接送，完全沒有自由。

直到一次，他的父母因為忙碌，無法按時接他放假，他竟崩潰地打

電話回去痛罵。因為對父母不敬，沒有資格在休假日前一天么八離營，我請家人隔日早上洞八再來接人。（國軍人員休假時間是當天早上8點，稱為洞八；表現良好者，可以提前一天晚上18時離開營區，稱為么八）

那次之後，他看到我的決心，態度開始有所轉變，在每次休假日前，會先打電話回家，用溫和的口氣請求父母準時接他放假，親子關係慢慢地有了改善。

在他退伍離開部隊那天，他的父親握著我的手，感激孩子因為當兵，個性有所改變，不再頑劣。

這名士兵的父母並不算溺愛孩子，只因忙碌，疏於照顧，只能在物質上給予滿足，造就孩子予取予求的個性，認為一切理所當然而不懂感恩。類似這樣的例子還不少，軍中是社會的縮影，只要多一份心力照顧與引導，總能讓這些孩子平安退伍，迷途知返。

有人把當兵當作磨練，平安退伍就好，有人當兵當到憂鬱，導致「情緒造成疾病」，致病因素也跟每個人的本身特質、體質有關，卻真實發生在我所屬的環境當中。

因此，對於「壓力導致情緒、情緒導致疾病」的議題特別有感，並且印證到《黃帝內經》治未病、防患未然的重要，以及情緒致病跟量子間的關聯性。

其實，不只是個人。對於國家而言，也需要治未病、防患於未然，在平時做好各項準備，避免發生事情、無力自救，例如目前正發生於烏克蘭國家的戰爭。

不免想到孫思邈《備急千金要方》說的：「醫有三品，上醫醫國，中醫醫人，下醫醫病。上醫醫未病之病，中醫醫欲病之病，下醫醫已病之病。」由此可知，良醫強調的是預防於未然。自己就曾經在這樣的位置，從事保家衛國的工作，如今卸下軍戎裝扮，從事自然醫學研究、秉持著同樣精神，要作為一名「大智養生」的推廣者。

進入校園，所醫為心，所導為善

軍旅生涯最後幾年，有機會進入校園擔任教官，是一件讓人引以為傲的事情，守護校園與學子安全，及學生生活輔導管理工作。

這也讓我想起國中那段求學的日子，因此特別注意校園隱密角落中，是否有霸凌、吸毒、幫派、偷竊的危機，戕害孩子身心靈。

當然，一個孩子的改變，絕非一己之力可以完成，還需要導師、輔導老師、訓導人員、各科老師、家長的共同關懷。尤其是來自原生家庭的印記與問題，是更難處理的一塊。

但是我相信，只要不放棄，用心、愛心、耐心地陪伴，就有機會拯救一個陷落的生命，轉而迎向美好的期待。曾經有幾個輔導過的案例，都是情志問題所致，透過正向改變翻轉人生，以下一併分享。

◎故事三：不放棄努力的學生，最終夢想成真

這名學生因為曾在國外念了一年高中，回國後從高一開始讀，比

起同齡同學大了一歲，所以同學們都稱呼她為金姐。

第一次上課，請所有學生先填個人基本資料，並寫下自己高中三年的期許及未來願望。金姐寫完基本資料後，其他空白。隔天，當我準備到班上找她，發現沒來上學。同學說，金姐快放學時才會來學校，我請同學轉達務必來教官室一趟。

大約下午 4 時，金姐才緩緩走來。我請她補上資料，她表示不知道要寫什麼，對未來也沒有期望。於是我們就耗在教官室，當時我都到晚上 10 點才離開學校，所以就讓孩子這麼待著，趁此機會多瞭解她。一段時間之後，孩子索性不來學校了，然後一直曠課……，但和我之間都有保持聯絡。（因為學生跟母親的關係不佳，為了幫忙緩解問題，我們三方一直都有密切聯繫）

我瞭解孩子對於普通高中沒有興趣，因此缺乏目標及動力，所以只有給予建議，是否要轉到適合自己的學校。

升高二前，孩子參加轉學考，也順利考上〇商應用外語科夜間部，白天則工作。此後，我從她的輔導教官，轉型為心靈導師，繼續陪伴著她。但讀完高二的她，卻因上課經常遲到，累積了 70 多支警告。

升高三時，學生問我：「我想畢業，但警告很多該怎麼辦？」

我說：「認真去銷掉，不要放棄，還有一年時間，一定可以銷得完。」

於是，她很認真利用時間（包含白天）做愛校服務銷警告，同時補足一年級的學分數。

不久，金姐終於跨過畢業門檻，銷完警告、學業成績過關，多益成績也考了900分，並參加臺北護理健康大學的徵試，想跟母親一樣，未來要當一位護理師，並請我寫一封推薦函，最後順利上榜。如今的她，申請到公費交換學生的名額，正在歐洲遊學，過著自己想要的生活，追逐自己的夢想。

這個故事相當勵志，傳達出只要不放棄、願意努力，同時把握機會，就會心想事成。

金姐用信念、毅力與行動力，轉變自己人生，也修復與母親的關係，正是「做自己的醫生」最佳案例。

良醫強調的是預防於未然，教職人員正是啟發教育的根本，醫的是學生們的心，引導的是向善的前路，這樣類似的故事在校園中不斷的發生，我稱之為「身心靈療育計劃」，只要老師願意以己心去共振學生的心，產生良善的糾纏，就可以影響一位學生轉變，讓未來社會少一分危害，這是療心、也是教育，故稱為療育。

受到《黃帝內經》感召，敢於打掉重來

退伍迄今，已超過5個年頭，曾以為當軍人很苦，在成功嶺當連長的日子更苦。自己出來創業後，走過5年多，才知道要在社會上立足，要付出的辛苦代價，不比軍人少。

因為事業經營不如預期，加上諸多因素同時發生，還有其他原因導致整個身心靈失衡，展現出驚恐、害怕、緊張、失眠，甚至因為不

同的情緒問題，引發後續的疾病問題。上醫能醫國，既然自己當不了「上醫」，那麼就轉而做「中醫」來醫人，至少也能夠先醫治自己。

健康真的不難，難在自己是否有一顆堅定的心，持之以恆地做到《黃帝內經》所說：「其知道者，法於陰陽，和於術數，食飲有節，起居有常，不妄作勞，故能形與神俱」，短短不過 30 個字，卻蘊含大智養生的真理。

只要有心、用心，專心，走過的足跡不會白費。退伍這 5 年，堅持做健康養生的研究，並投資自己，透過不斷地閱讀、進修、研究、鑽研博士學位，提升自己在自然醫學上面的知識與學識。

也因為專業知識、背景的提升，讓事業可以慢慢地穩固運作，同時兼任教職、擔任健康管理諮詢師，與學員和民眾傳達日常養生，同時以《黃帝內經》結合自然醫學，發展出的「量子分子整合療法」，提倡以簡單方法達到治未病的理念。

因此，這本書闡述身心靈健康的方式，圍繞在如何看見問題，如何調頻自己的人生，以及如何從生活作息、飲食習慣、簡單運動、情志調攝等，在簡單、堅持、重複做當中，達到健康促進的目的。

希望本書可以幫助到您，讓您的人生健康富足，有更多時間實踐更多的夢想。

* **　　* **　　* **

從小我是個愛做夢的孩子，因為家裡環境不允許，只能在父親的安排下，到輪胎行當學徒、讀夜校，遵從大人們認為最好的安排。

直到我離家讀軍校開始，才開始擘劃自己人生。當時，我先從當好一名軍人開始，在每個工作崗位都做到極致，受到肯定之後，再調任下一個職務。所以，長官要我做什麼，我都是做就對了。因此，軍旅生涯，有很多豐富多彩的資歷，退伍後也是如此。

43 歲退伍，放棄每月 5 萬的終身奉（月退休金），開始大膽去追逐自己的夢想。我的英文名字叫做 David，「茶米」像是 David 的諧音，為此註冊了一個商標「David Dreams 茶米夢」，鼓勵自己追夢旅程一旦開始，就永不間斷。

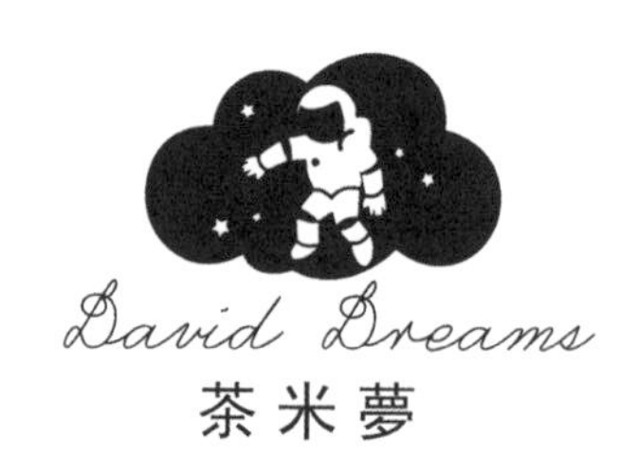

這條追夢之路有賴許多貴人的沿途相助，感恩朝天宮蔡咏鍀董事長，在我事業及人生最艱難的時候，到辦公室看我、陪我聊天，並且給予鼓勵。

那日臨走前，他握著我的手說：「淵豪，現在的一切，都是老天為了成就你給予的磨練，媽祖會保佑你一切平安，加油。」就是這樣一份支持力量，陪伴我走過一段內在煎熬與外在艱難的道路。

後來，在蔡董的信任下，邀請加入「寰宇媽祖社會福利慈善事業基金會」擔任董事及總幹事，並且分享自己從罹癌到健康之路的歷程，做為實際案例，傳達「健康不難，難在有毅力、持之以恆地落實執行」，見證多年來日復一日、始終如一，讓身體越來越好。我有幸將蔡董這樣簡單的養生方法，紀錄於本書，分享給更多讀者。

同時，感恩美國西南德保羅大學自然醫學研究院許心華院長、美國國際自然醫學醫師總會中華分會謝天渝會長，兩位恩師的提攜，在自然醫學領域的指導，使我可以有效、專注於自然醫學研究領域，找回自己，並且在美國自然醫學研究院花精研究中心擔任總執行長、美國國際自然醫學醫師總會中華分會擔任秘書長，將「治未病、防患未然」作為使命，終身推廣最簡單的健康養生方法，做自然醫學的志工。

感恩妻子，從學生時期一路相伴迄今，在我擔任連長最辛苦的時候，肩負起照顧孩子的重責大任，在人生道路上始終支持我的夢想。

最後，感恩所有支持自己的家人、朋友，成為茶米夢的同行者，一起見證《黃帝內經》大智養生學。

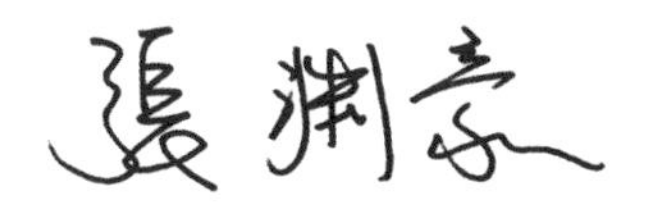

聲明

關於本書分享的健康衛教、體質調理、運氣調頻、運動方法與飲食建議等，僅供日常養護的評估參考。
每個人的體質與情況皆不同，若身體已有明顯徵兆或相關病變，應積極檢查與就醫，才能對症而解，找回身心靈的平安與健康。

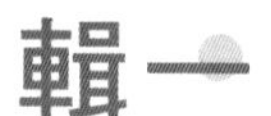

輯一

黃帝內經 VS. 量子糾纏——

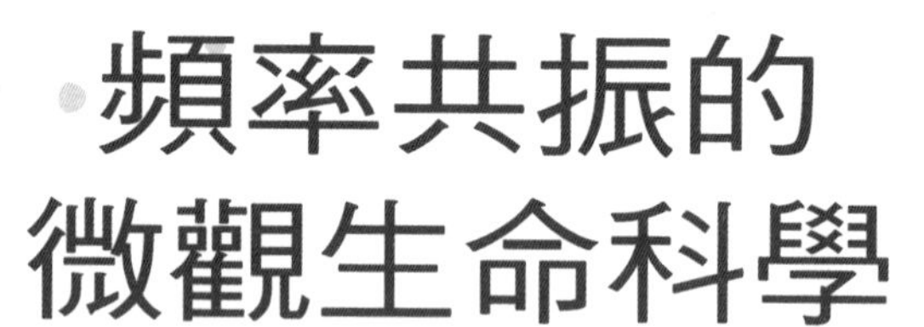

頻率共振的微觀生命科學

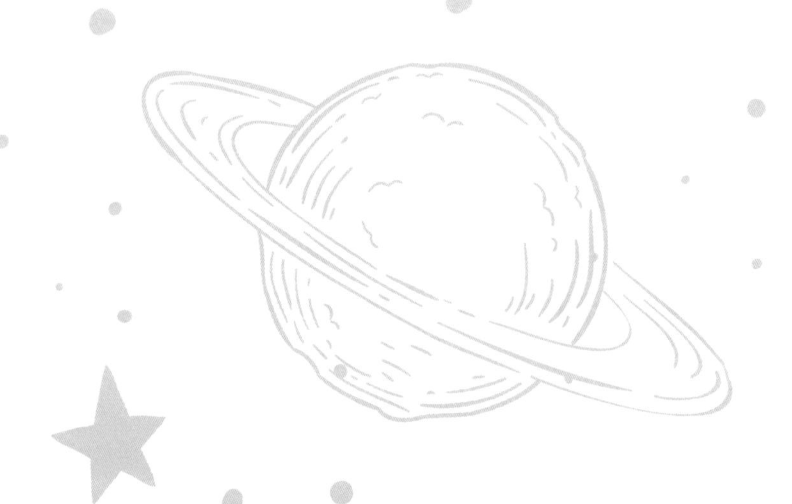

量子作為物質的最小單位，打開了人們微觀世界的尺度，正是一種「以小見大」的微觀生命科學。

當我們回頭審視上古醫學典籍《黃帝內經》的養生之道，發現竟與量子有著神秘的關聯。

《黃帝內經》作為古老的全息密碼，開啟微觀身體的小宇宙，也是最早的量子醫學實證，帶領我們以一種嶄新的眼界，看待身體與頻率關係，提醒見微知著的健康原理。

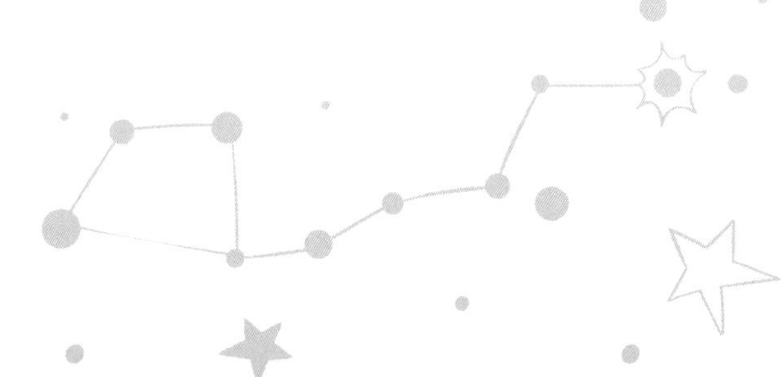

1-1

從《黃帝內經》看量子糾纏，全息密碼醫療實證

什麼是量子糾纏？許多人至今仍然一知半解。

簡單來說，就是一種心靈的頻率共振，所引發的連帶效應。

同頻共振，揭開量子神秘面紗

量子，作為物質的最小單位，本身即為一個小宇宙，也是影響身體平衡的關鍵。

德國物理學家馬克斯・普朗克（Max Planck）【註1】最早提出量子概念，成為量子力學創始人，被稱作「量子理論之父」；愛因斯坦（Albert Einstein）【註2】則發表光電效應、提出量子假說，開創革命性思想，震撼物理界，從此打開了人們微觀世界的尺度。

很多人不懂什麼是「量子」，也不太清楚「量子糾纏」的真正意

【註1】馬克斯・普朗克（Max Karl Ernst Ludwig Planck，1858 – 1947）：德國物理學家，量子理論的創始人。以發現能量量子獲得1918年度的諾貝爾物理學獎，2019年以之命名的「普朗克常數」，則被用於重新定義基本單位。此外，還有以之為名的科學獎座、機構和學會。

【註2】阿爾伯特・愛因斯坦（Albert Einstein，1879 – 1955）：出生於德國，擁有瑞士和美國國籍的猶太裔理論物理學家，創立了現代物理學的兩大支柱之一的相對論，也是質能等價公式（$E = mc^2$）的發現者。對理論物理的貢獻，特別是發現了光電效應的原理，令他榮獲1921年度的諾貝爾物理學獎，此一發現為量子理論的建立踏出了關鍵性的一步，也是量子力學的奠基人之一。

思，這本書希望透過淺白易懂的表述，帶領讀者一窺量子的本質，如何與我們的生命與健康有所呼應。

人類的生活，離不開柴米油鹽醬醋茶等日常瑣事，是生存的基本需求，但往往也因為「開門七件事」，讓我們陷入盲目追求的迷霧，講求速度和效率，習慣塞滿行程表，卻忘了留點時間和空間給自己，加上拚搏工作、日夜顛倒，擾亂了身體與天地間自然、正常的共振頻率，在過度使用身體的情況下，使氣脈受到阻滯，就會容易導致生病。

天地之大，我們的眼光卻始終往外探求（宏觀世界），忽略了生命的本源，其實就在方寸之間（微觀世界）。量子，正是一種「以小見大」的微觀生命科學。

我們人體的組織結構，是由 60 兆細胞組成。60 兆細胞聽起來是巨大數據，其實細胞是人體最小的基本單位，細胞發生變化，人體的臟腑也會跟著產生質變。

但是，人體健康與否，深受很多因素影響。正如世界衛生組織（WHO）在 1948 年 4 月 7 日生效的《世界衛生組織法》序言明確定義：「健康是身體（Physical）、心理（Mental）及社會（Social）三方面皆處於一種完全美好狀態，而不僅是沒有疾病或體弱而已。」

透過歐美醫界定義人體不健康的原因，以及自己長期研究情緒影響身心平衡，歸納出下列結論：

一、人與人之間的相處產生摩擦而煩心。

二、因為無法順利應對繁雜事務，且無法處理導致煩躁。

三、因為物質生活無法滿足現況而煩惱。

四、因為環境因素（包含物理性、化學性、生物性及社會心理性等）造成的身心傷害。

五、還有以上人、事、物、環境等因素，互相交錯產生的更複雜性的問題，導致身心靈疲憊的傷害。

這些都可以顯現出情緒影響身心平衡，但多數人不自覺自己不健康，甚至健康檢查時，所有數值都是正常，卻仍時常感到心情煩悶、懶散、不開心、充滿壓力，或是覺得憂鬱、煩躁，甚至引發腸胃不適、偏頭痛、心律不整、心跳過快等亞健康狀態。緊接著，就會慢慢走向生病的症狀，衍生出各種慢性疾病。【註3】

全息密碼，通古知今的養治之術

「如果人生可以重來一次，我一定會好好地照顧身體，不讓自己變成現在這個樣子……。」常常聽見很多生病的人這麼說。

然而，千金難買早知道，萬金難買後悔藥，其實真正需要做的是回到本源，看見身心失衡的原因，找到改變頻率的起點，就有機會扭

【註3】慢性病定義：根據世界衛生組織（WHO）說法，持續超過3個月的病症，屬於病程長且通常情況下發展緩慢的疾病，如心臟病、中風、癌症、慢性呼吸系統疾病和糖尿病等。慢性病是迄今世界上最主要的死亡原因（台灣亦同）。

轉健康。

現代人因為工作時間長、壓力大、飲食和作息不正常，有些人可能還要照顧家人、小孩，因此經常感到心煩、勞累，導致緊張、焦慮、失眠，長時間下來，慢慢發展成亞健康一族，變成慢性病族群。

當我們回頭審視上古醫學典籍《黃帝內經》的養生之道，發現竟與量子有著神秘的關聯。

根據物理科學的角度來看，人體就像是一顆地球，具有 70%的水分，由不同類型的細胞所組成，細胞還區分為肌膚及表皮細胞、血液細胞、神經及腦幹細胞、肌肉細胞、脂肪細胞等，從微觀來看細胞，細胞受到細胞膜保護，每個細胞就像是地球上的人類，都是一個生命體，有自己的運作模式，也需要水分、氧氣、養分來滋養，才得以健康。

不同的細胞在人體有不同的定位，各司其職，就像地球上萬物、大自然一樣，周而復始地做著自己該做的事情，只要正常，都不太會出狀況。

細胞是由分子組成的生命活動基本單位，原子組成分子，分子再組成各種物質，就像前面所述，量子是物質最基本的單位，量子同時具有粒子及波動的雙重特性。

當彼此間有相關性的兩個量子，其中一方產生變化，另一方也會同頻產生感應，這就是著名的「量子糾纏」，目前也被很多科學家、學者們應用於很多研究上。

人體中，每一個細胞都是生命體，跟人的意識、情緒有著量子般的糾纏特性。

當人們順應天地、陰陽、日夜、四季，日出而作、日落而息，跟著宇宙同頻共振，人跟大自然之間也會如同量子般地糾纏，產生天人相應、相互感應的特性。

《黃帝內經》綜合先人及醫家智慧，在天人感應、天人合一的思想脈絡之下，建立「人與天地相參，與日月相應」的基礎養生觀念，由局部窺見全體，自整體大宇宙可再切成無數個小宇宙，針對醫療、保健、養生等方面提出真知灼見，通古知今的養治之術，可說與現今的「全息」[註4]思維遙相呼應。

此外，《黃帝內經》的醫療觀點，把肉體和精神統合起來，就像前面所說的量子糾纏特性，原來老祖宗早就瞭解，只是當時的用語並無「量子」及「糾纏」二詞，而是用「天人感應」、「天人合一」解釋，

【註4】全息：指從某一個小點（或小單元），可以窺知整個物質的全貌之意。如1981年，中國學者張穎清教授，在知名的《自然》雜誌發表了「生物全息律」，在海內外引起了極大的回響，開創了全息生物學的里程碑，也為古典中醫的許多觀察結果做了絕佳的註解。

所謂「生物全息律」就是生物體的訊息。如應用在全息中醫理論的耳朵、舌頭、手掌、腳掌等等，從一個小部位，即可反映身體所有器官，並且有著關聯，可以用來做診斷或是刺激穴位治療之用。

現在看來儼然是自然醫學的先驅，而且認為導致疾病的原因——內傷情志（喜、怒、憂、思、悲、恐、驚）、外感六淫（風、寒、暑、濕、燥、火），還有不內外因（也就是非前面兩個因素造成的病因，如飲食失調、過勞、跌倒及車禍受傷等）。

外感，起於大自然的變化，對人體造成的反應；內因，起於內在的情緒波動，導致身體的病症。說起來，都是一種「氣」的頻率與共振，引發的連鎖關係。

《素問．舉痛論》寫到：「百病生於氣也，怒則氣上，喜則氣緩，悲則氣消，恐則氣下，寒則氣收，炅則氣泄，驚則氣亂，勞則氣耗，思則氣結。」

上列指的 9 種氣，正是《黃帝內經》中說明的致病因素。

其中，怒、喜、悲、恐、驚、思等6種表示導致情志過度的致病因素；「寒」、「炅」（音同炯，熱的意思）表示導致外邪的致病因素；「勞」則表示因內傷或過度使用身體，造成氣的耗損而致病。此外，因情志過度造成氣的耗損而致病，竟佔了近 7 成。

由此可知，情志致病的因素在《黃帝內經》的發病學中，具有很重的比例，也是本書欲探討的主題之一，更驗證了情緒造成疾病的現代科學研究結果。

《黃帝內經》微觀身體，最早量子醫學

「情緒導致疾病」、「情緒由情志所生」、「情志影響氣血」、「氣

血影響臟腑與細胞」等，都是過往熟悉的導致不健康因素，也熟知很多從《黃帝內經》和現代健康促進的養生之道。

即使如此，因為各種原因，我們依然無法真正維持健康的身心靈，這又是為什麼呢？

就台灣而言，每年衛福部公布的 10 大死因中，癌症已連續蟬聯 39 年第一，2020 年因癌症死亡的國民已經超過 5 萬人（平均死亡年齡為 70 歲）；慢性肝病及肝硬化在 2020 年死因排名第 10，有 3,964 人（平均死亡年齡為 61 歲，其中男性更是只有 56 歲）。

這幾年一直讓全球陷入恐懼、擔憂的新冠肺炎（COVID-19），累計至 2022 年 4 月初，染疫人數高達 4 億 9 千多萬例（台灣 2 萬 4 千多例）、死亡人數 600 多萬（台灣 850 多例）……。

回過頭來說，當癌症、疾病、瘟疫內外夾攻下，若是能夠減少負面情緒、維持身心靈的平衡，做好風險管理、健康維護，自然就不用過度恐慌了，因為平時我們所熟悉的各類慢性疾病、癌症等，所造成的傷亡更多，不是嗎？

「在疾病產生之前，調理身心靈，重新找回健康！」就是本書所要傳達的「治未病」理念【註 5】，如今是個與疫病共存的時代，我們應該花更多心思照顧自己，由內而外平衡免疫力、啟動自癒力。

本書從《黃帝內經》與「量子糾纏」之間的關聯性，做出簡單說明，讓更多人瞭解健康的真諦，透過自身調理，達到健康目標。

從量子糾纏的觀點來看，情緒將產生疾病，若是具有情緒問題的人，不單只在情緒上產生煩躁、憂慮及不安等情況，長久下來，更容易因為情緒問題而引發身體的各種不適，例如：頭痛、失眠、頸痛、疲勞、心悸、暈眩、耳鳴、過敏、胸悶不適、體重改變等。

多數人並不瞭解自己的身體狀態，認為只是一些小毛病，也就未曾認真地尋求改善，或只是自行服用一些成藥，導致病症無法根治，甚至越來越嚴重，類似這樣的情緒引致疾病的關係，在《黃帝內經》歸為「情志」所產生的症狀，後面的章節會再做深入闡述。

《黃帝內經》作為古老的全息密碼，開啟微觀身體的小宇宙，以陰陽、五行、四季、運氣等學說，用天人感應、天人合一的全息中醫理論，說明天地人之間的關係，是最早的量子醫學實證。帶領我們以一種嶄新的眼界，看待身體與頻率關係，提醒見微知著的健康原理。

【註 5】治未病：此論首見於《黃帝內經．素問．四氣調神大論〉：「是故聖人不治已病治未病，不治已亂治未亂，此之謂也。」關於「治未病」又包含兩個方面，一是「未病先防」，一是「既病防變」，主要意思是要防病於未然，不要等病入膏肓，才四處尋醫求治。

1-2

世界皆量子，《黃帝內經》的微觀醫學

近年來，不管是科技、醫療、生化、軍事、金融與雲端數據等，「量子」可說是跨界排行上的熱搜關鍵字。

既然量子與《黃帝內經》息息相關，我們就不免要深入認識一下「量子」。

就讓我們回到源頭找答案，一路可追溯自德國的普朗克，他在 1900 年就驚訝地發現，如果輻射【註 6】的能量並非連續性，那麼就會有著一個最小且不可再分割的基本單位，稱為量子。

追本溯源，微觀世界量子的特徵

「現代物理學之父」愛因斯坦在 1905 年提出光電效應的「光量子」（Light Quantum）假說，指出光的波動性與粒子性也是同時存在、缺一不可，說明光有「波粒二象性」（Wave-particle Duality）。

德布羅意（Louis Victor de Broglie）【註 7】接著在 1924 年提出「物質波」假說，認為一切物質和光一樣，也都具有波粒二象性。

從量子論發展出「量子力學」，說明光和物質一樣，都具有這種難以想像的波粒二象性，也開啟更多物理學家研究量子論。其中，最著名的是「薛丁格的貓」及「薛丁格方程式」，薛丁格（Erwin Schrödinger）【註 8】

【註 6】輻射：具有能量的波或粒子，向四面八方放射出去，舉凡像是無線電波、微波、可見光、X 射線、伽馬射線等，或是由放射性物質發射出來的微小粒子，都可稱為輻射。

在 1926 年提出的理論，為量子力學奠定了堅實的基礎。

至此，在微觀世界的量子，迄今仍有眾多物理學家不斷探究，簡單歸納出以下幾個重點：

◎波粒二象性（Wave-particle Duality）——微觀世界量子的第一個特性

簡單來說，就是微觀粒子有時候顯現出波動性，有時候顯現出粒子性，而量子則是物質及能量的最小單位，具有「波粒二象性」。

其中，波動產生的波長與頻率，在時間與空間上都具有延伸性，當我們透過不同角度觀察物體，自然形成兩種截然不同的呈現。

◎量子穿隧效應（Quantum Tunneling Effect）——微觀世界量子的第二個特性

在人類的「宏觀世界」中，我們並無法穿過一面實實在在的牆，

【註 7】路易・維克多・德布羅意（Louis Victor de Broglie，1892—1987）：出生於法國迪耶普，法國理論物理學家，物質波理論的創立者，量子力學的奠基人之一。1929 年 ，獲諾貝爾物理學獎。1932 年任巴黎大學理論物理學教授，1933 年被選為法國科學院院士。

【註 8】埃爾溫・薛丁格（Erwin Schrödinger，1887—1961）：奧地利物理學家，量子力學奠基人之一，發展了分子生物學。因發展了原子理論，和狄拉克（Paul Dirac）共同榮獲 1933 年諾貝爾物理學獎，又於 1937 年榮獲馬克斯・普朗克獎章。

但在「微觀世界」中的粒子（如電子）具有可以瞬間穿透一個屏障的能力，正是一種量子力學的效應。

經由這樣的發現，已有多位物理學家將量子穿隧效應研究及應用於半導體、超導體等相關領域，還榮獲了諾貝爾物理學獎。因此，更添加了許多想像空間，人的意識、自然界中的氣、無形界中的能量，是不是更有這樣的量子特性呢？

◎量子的疊加態（Superposition State）——微觀世界量子的第三個特性

在一個微觀的量子世界中，粒子可以同時以幾種不同物理狀態出現。

物理學家用一顆粒子可以同時正旋轉，又能同時逆旋轉來表示，有別於宏觀世界中無法同時並存的疊加態。在平行世界的理論中，容許無限或有限個可能宇宙的集合，一個正處於疊加態的粒子，可以不同狀態顯現在不同宇宙空間之中。

因此，薛丁格就用貓的實驗，來比喻量子的疊加態——

「把一隻貓、一個裝有氰化氫氣體的玻璃燒瓶、放射性物質，放進封閉的盒子，當盒內監控器偵測到衰變粒子時，就會打破燒瓶，釋放出有毒氣體殺死這隻貓。

然而，在我們打開盒子之前，我們不知道放射性物質是否釋放、貓咪的狀態，只有打開盒子的剎那，才能知道貓是死是活，在此之前，活著的貓是基態，死亡的貓是激發態，貓咪處於生存與死亡的疊加態。」

這隻「既死又活」的貓咪，透過量子世界的詮釋之下，只要沒有人前來測量或者觀察，就永遠無法確定貓咪的狀態，這就是所謂的疊加態。

◎量子糾纏（Quantum Entanglement）——微觀世界量子的第四個特性

簡單來說，當兩個粒子彼此產生糾纏狀態，不管距離有多遠，一個粒子發生改變，另一個粒子也會發生改變，就是所謂的量子糾纏。

微觀世界中的量子，可以是波，又是粒子，得以穿隧屏障，並且處於不確定性的疊加狀態，更可以讓無限遠的粒子相互感應。於是，很多過往認為不可能的事情，現在都可以透過量子糾纏來加以實現或解釋。

如今，在量子意識的蓬勃發展之下，交織並衍生出各種現代化理論，被運用在各個領域，舉凡量子天賦、量子靈動、量子觸療、量子療癒、量子靈媒等。

依據量子糾纏的原理，人類身體中具有 60 兆細胞，就等於擁有 60 兆個星系世界，再往更深入地探索下去，每一個細胞核中還有更微觀的小世界，細胞健康就是身體健康，將是我們追求的終極目標。

於是，想要真正地瞭解量子，唯有進入微觀世界，進一步體察到量子帶有靈性與多元可能性，這種具備虛幻無窮、萬千變化的特質，透過量子微觀的尺度，讓人得以領略《黃帝內經》的微觀醫學實證。

1-3 超距作用，孕化萬物之源

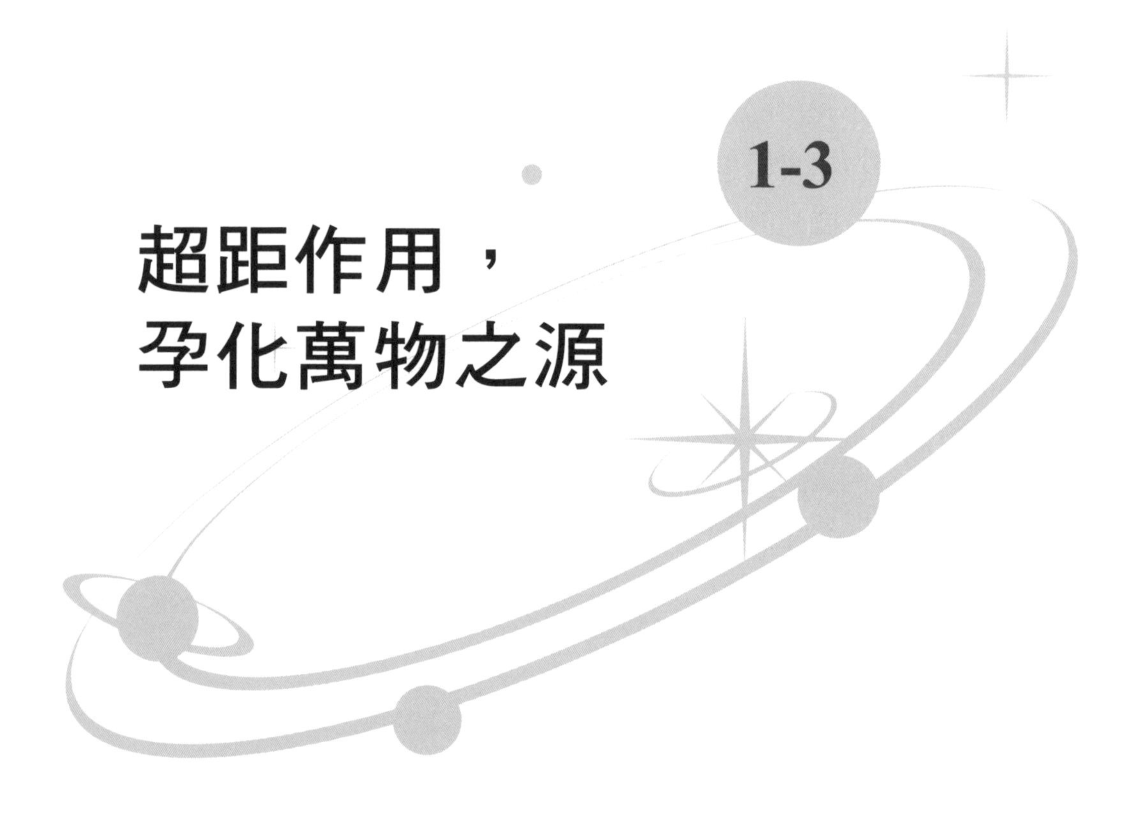

為何兩個距離再遠的粒子，仍然可以相互影響，進而產生糾纏的狀態？

1935 年，由愛因斯坦、波多爾斯基、羅森等 3 位物理學家提出的一個悖論，又稱「EPR 弔詭」【註 9】，說明在量子力學中，把幾個粒子彼此相互作用後，讓每個粒子的特性綜合成為整體性質，再去觀察粒子間的關聯性。

鬼魅般的超距作用，引領時代前行

我們以兩個往反方向移動、速率相同的電子為例，即使一顆已經在太陽旁邊，另一顆在冥王星旁邊，兩個電子距離在如此遙遠情況下，它們仍然維持著關聯性，不受距離影響。

當其中一個電子被操作產生狀態發生變化時，另一個也會即時（同步）發生相應的狀態變化，這種現象就被稱作量子糾纏（Quantum

---

【註 9】EPR 弔詭（Einstein-Podolsky-Rosen Paradox）：1935 年，由愛因斯坦、波多爾斯基和羅森為論證量子力學的不完備性，所提出的悖論，論文題目為《能認為量子力學對物理實在的描述是完全的嗎？》（*Can Quantum-Mechanical Description of Physical Reality Be Considered Complete?*），EPR 則是 3 位專家的第一個字母所結合而成。
他們共同設計一個名為「EPR 思想實驗」，凸顯出量子力學的矛盾之處，這些假設一度引起強烈爭論，也激發對於量子的深入探究，造就往後量子理論的完整建構。

Entanglement）。

因為在經典力學中，無法找到類似現象解釋，因此，連身為科學家的愛因斯坦都稱這種現象是「鬼魅般的超距作用」（spooky action at a distance），就知道有多麼神奇了。

事實上，這樣的現象雖然無法解釋，但它卻真實存在，也幫助很多物理學家投入更多相關研究，啟發他們探討量子力學的基礎理論，更啟發現代哲學中，無數的專家學者投入研究這樣的糾纏態。

其中，台灣大學前校長李嗣涔【註 10】，以及中國科學技術大學前校長朱清時【註 11】，兩位分屬兩岸頂尖大學前校長，卻能打破傳統科學及物理的限制框架，探索人類未知的領域，並用科學實驗證明，雖然仍有科學家持保留態度，但不容置疑的是，相關的研究論調，仍讓我們大開眼界。

宇宙萬物起源，源自波動頻率

宇宙真理一直存在，那些我們尚未發現的，不代表不存在。

正如量子論，普朗克也是從假說開始，然後更多的物理學家發展出量子力學、量子疊加，一直到量子糾纏。

弦理論也是這樣情況下，在 1968 年由加布里埃萊・韋內齊亞諾【註 12】提出基本雛型，發展迄今，弦理論的假設基礎是「如果有更高精密度的實驗設備，也許會發現基本粒子之下，超微觀世界其實是條線」。

【註 10】李嗣涔：1952 年 8 月 13 日出生於台灣，曾任台灣大學校長，是台灣著名電機工程學學者，主要研究半導體領域，也是國際電機電子工程學會會士（IEEE Fellow），在該領域具有聲望。後因專注人體潛能方面的研究，以科學方式證實特異功能、靈界存在，說明靈界中信息傳遞是超光速的，符合量子糾纏狀態，著有《靈界的科學》、《撓場的科學》、《科學氣功》等書。

【註 11】朱清時：化學家和自然科學家，1946 年 2 月 7 日生於成都，中國科學院院士。曾擔任中國科學技術大學第七任校長，南方科技大學創校校長；分別在美國加州大學、美國布魯克海文實驗室、加拿大國家研究院、法國巴黎大學等擔任訪問學者、客座科學家、客座教授，並作為英國皇家學會客座研究員在劍橋、牛津和諾丁漢大學工作。

【註 12】加布里埃萊・韋內齊亞諾（Gabriele Veneziano，1942–）：意大利理論物理學家，弦理論的先驅之一。他的大部分科學活動在瑞士日內瓦歐洲核子研究中心進行。2004 年至 2013 年，他擔任巴黎法蘭西公學院基本粒子、引力和宇宙學主席。

因為弦理論推論存在 26 維的空間，超乎現代科學家的認知，因此並不受到重視，後來又有科學家假設 10 維空間的「超弦理論」，以及將物理學中各種相容形式的超弦理論，統一起來的「M 理論」。

誠如愛因斯坦說量子糾纏如同「鬼魅般的超距作用」，弦理論、超弦理論、M 理論在微觀的量子世界中，再以超微觀世界看待量子，進而解釋宇宙的一切原來都是從「弦」開始。

所以量子可以是粒子，也可以是波，帶有力量和能量。雖然現代科學無法探測弦理論、超弦理論、M 理論等高維度空間，並不表示它們不存在。

宇宙之起源，一切都源自波動頻率，透過震動在各個平行空間產生共鳴，也因為同頻共振，進而孕化出萬事萬物，創造如今的一切美好。

1-4

意念生波動，《黃帝內經》的養治之學

說到萬物起源，來自波動頻率。我們也來溯源量子的中醫學，《黃帝內經》是現存最早的中華醫學典籍。

當從量子糾纏的觀點來看，自然可以理解，為何情緒會引致疾病，正是一種意念波動的無形感召。

如影隨形的壓力，招致疾病

現代人快節奏的生活，而且多數是雙薪家庭，忙於工作及家庭庶務裡，一般青壯年還有老幼照護等重擔，身心不免感到勞累、心煩，那些揮之不去的壓力，可以說是如影隨形。

若是再加上失眠、缺乏營養素、作息不正常種種內外在因素，長時間下來，就算是健康的人也會生病，形成糾纏一生的慢性病，類似這樣的情緒困擾衍生的疾病問題，《黃帝內經》稱為「內傷情志」。

正如禪語所說：「相由心生，境隨心轉，三界無別法，一切唯心造。」意思就是，一個人的心頭念想產生偏差，才容易招致後面一切不好的事情。

因此，若是能夠從源頭就予以調節、導正，是不是就不會有疾病與憾事的發生呢？

何謂源頭導正及調節呢？因為我們在很多事情上都以自我為中心，有太多的「念想」——想要永遠年輕貌美，想要老公和孩子聽話、想賺更多的錢……。此外，人際相處的過程，也常因「我不爽、我不高興、我不喜歡、我很煩」而產生衝突。

如果我們能察覺到自己的問題，看到造成問題的關鍵，才能處理問題，然而往往事與願違。

在人與人的互動中，發覺不少人經常帶有負向情緒，因此吸引到負能量。這樣的負能量，就會在日常生活產生量子糾纏，使人生變得一團亂。

當你翻閱本書，看到這個段落的時候，可以想想當下的自己，是開心的嗎？還是煩惱的？還是感到很多事情做不完而心煩意亂？

如果可以看見問題，那麼就可以順勢幫自己調頻。讓自己回到平和之態。這樣的調頻也是一種量子意識的展現，想讓自己更好，就會更好，也會吸引更多好事來到身邊。這就是量子糾纏的力量，也是從源頭調節、導正的最好方式。

人體全息，意念波動影響健康

科學家研究發現，當人們懷有善意且正向思考，就會促使細胞分泌健康的神經傳導物質，活躍免疫細胞；反之，若是對世界憤憤不平，充滿惡意，身體就會抑制正向系統，阻斷良性迴圈，免疫力自然大幅降低。

情緒致病論，已有諸多科學研究論文的證實，我們可以觀察一下，那些臉色紅潤、做事積極有活力的人，大多是正面陽光的性格，那些臉色黯沉、行動萎靡、老愛發牢騷的人，大多是陰鬱、暴躁的性格。顯而易見地，當然是前者會擁有較高的健康比例！

對於意念影響波動，你也許還有所存疑，但是意念思維如同磁場，輕者能影響情緒與判斷，重則會左右一個人的一生。可以確定的是，這是一個事實。

1952 年，英籍美國物理學家戴維・玻姆（David Bohm，1917 – 1992）曾發表一篇前瞻性的論文，將物質、能量、信息各自連結到身心靈，並且認為物質波即訊息場的觀念，這些互相交換的訊息，產生了如同量子糾纏的共振頻率，牽動人類的一切所作所為。

人們的情緒同樣具備這樣的特點，透過某種信息與連結，與身體內的臟腑產生對應，進而影響健康關係。

此外，當我們再次回顧普朗克的量子理論，他也提到量子是交互作用中，涉及任何物理量的最小單位，具有量子疊加與量子糾纏的二種特性，因而在物質身體、物質世界、能量身體、能量世界產生相互連結與影響。

經由物理學家們的畢生研究，這些微觀之論大大顛覆當下人們的想像，衝擊當時閉鎖的世界，只是他們可能不知道這些發現，竟然改變了往後的物理學、科學、心理學與醫療等界。

一如《秘密》的終極思維——吸引力法則，同樣倡導「想像成功」的力量，透過頻率波動，吸引到好的磁場、好的能量，讓一切水到渠成，心想事成。

當西方的學界頻有創見，燃起智慧的火苗時，我們不禁思索在《黃帝內經》倡導「想像健康」的力量，不就是一部「身、心、靈」合一的微觀全息醫學而領先群倫嗎？

作為古代的自然醫學的先行者，裡面提到維持健康意念，著重日常調養，防患於未然，例如：「恬淡虛無，真氣從之，精神內守」、「志閑而少欲，心安而不懼，形勞而不倦」、「內無思想之患，以恬愉為務，以自得為功，形體不敝，精神不散，亦可以百數」等，正是這些與物理創見、科學研究與量子糾纏遙相印證的醫學實證。

智慧調頻，意識揚升讓我們更有能量

在我學習《黃帝內經》的時候，開頭第一章看到「昔在黃帝，生而神靈，弱而能言，幼而徇齊，長而敦敏，成而登天」，短短 24 個字就完整概括出黃帝的一生，深受震懾。

此後，整本《黃帝內經》15 萬 6 千多字，再無更多介紹了，只有黃帝跟他臣子的對話，人的形與神俱健康養生之道、從陰陽五行開始談起，有教脈象、臟象、經絡、病因、病機、病症、診法、運氣等學說。

自己身為自然醫學專家，因此對《黃帝內經》相關養生之道，特別感興趣，因此從研究黃帝開始，為何如此先人能在幾千年前，就可以有如此智慧，如此經典亦能流傳迄今，仍然適用。這本醫典令我愛不釋手，希望從中整理出最自然、最簡單的日常保健內容，分享給大眾讀者。

黃帝生而神靈，如果黃帝可以，現代人也有這個可能嗎？

一次與朋友聚餐，聊天時他說：「我孫子才 6 歲，聰明又好強，而且不愛吃肉，只愛青菜水果，平日喜歡讀《心經》之類的文字，很有靈性，但唯一的問題是受挫力較低。」因為我曾在學校服務，所以他想詢問如何幫助並引導孩子。這裡先不談聊天過程，主要想藉此分享人類是否具有天賦本能，可以像黃帝一樣「生而神靈」。

如果我們認真觀看每一個剛出生的孩子，哪一個不是生而神靈呢？現在很多研究，也發現，人類確實具有先天的天賦，只是隨著後天教育、環境改變，漸漸地被我們所謂正常教育給取代了，因為這樣的學習，使我們失去更多。

現在，我們已經長這麼大了，先天天賦大概也找不回來。但是，我們有很多的人生歷練、智慧，讓自己更有能量，也知道對錯之分，什麼可以做、什麼不能做。

當有了這樣的覺知，便可以看見自己，可以拒絕很多不好的磁場靠近，這樣的能量，也能吸引更多正向的量子磁場，進而產生糾纏，讓人生走向更美好的前路。

有人可能會問：「什麼是智慧調頻？」就像黃帝，弱而能言、幼而徇齊、長而敦敏、成而登天，這就是智慧。

現在閱讀很多聖人傳記，如老子、孔子、佛陀、耶穌等，大致上都在小時候就有異於常人的思維與智慧，並能知道個人使命，一生調頻，走在自己人生使命道路上，不偏不倚、不受外界紛擾，所留下的智慧，繼續調頻後世。

曾經反思自己活得最糟糕的一段時間，那時的我思緒紊亂，什麼事情都想做，卻什麼都做不好。因為當時總想著成功、總想與人不同，總覺得自己一定可以……。後來，才發現自己一直在兜圈子，也失去了自我。正因為置身商場中，有太多目的性，所以不夠正向與正念。

感謝《黃帝內經》的引領，因為讀了黃帝一生，有所感悟，並且清晰地看見自己，應該算是智慧的領悟吧！這也是聖人留下的智慧，繼續調頻我的人生。

生命中不變的事情就是變，很多人會覺得難以掌握，變好、變壞也是一場未知數。後來發現，唯有找到心中的「不變」，保有正念意識，就能「駕馭變數」，找到自己、找回內我，讓內心意識能量帶著自我揚升，讓自己一生擁有足夠力量前進。

因此，我用自己可以理解的方式寫出黃帝的一生，如何提升格局、揚升意識，也期許透過寫書分享給讀者大眾，進而找到一條開展智慧、啟發人生的光明前路。

輯二

情緒致病，預防重症危機——

黃帝內經
自然醫學

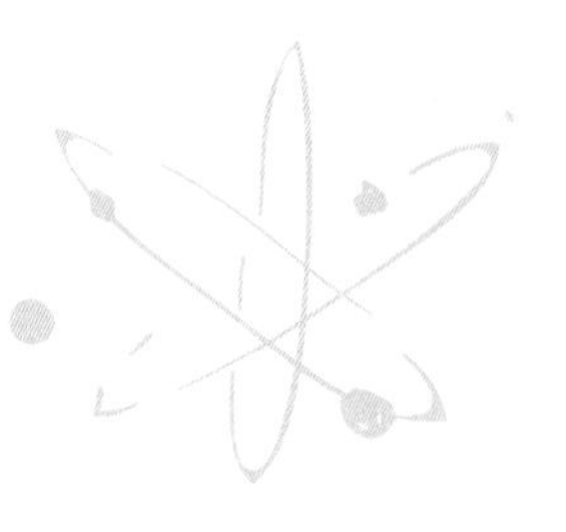

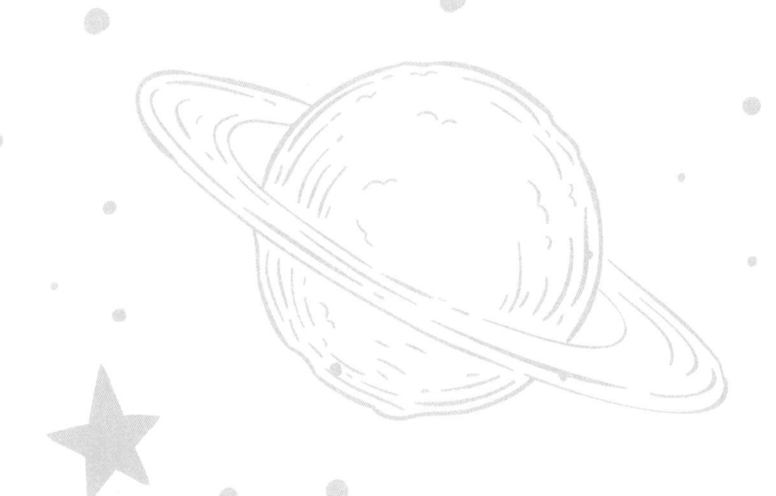

精、氣、神是人們生命活動的根本，一旦七情影響五臟的運作，將對人體產生不可逆的化學作用。

情緒問題是場無硝煙的戰爭，當焦慮、害怕與恐懼跟著大流行，不用一顆原子彈就足以造成數以億計的潛在傷亡……。

無限放大、過度澎拜的情緒，導致內外戰爭一起開打，《黃帝內經》作為啟動身心合一的實證醫學，協助疏導情緒，拯救瀕臨崩潰邊緣的自己，用以增進人們的健康和幸福，更是預防醫學的先驅。

2-1

當心！
8 成疾病
都來自情緒問題

情緒問題是場無硝煙的戰爭，自2020年初新冠肺炎（COVID-19）爆發以來，全世界頓時陷入病毒危機，焦慮、害怕與恐懼跟著大流行，不用一顆原子彈就足以造成全世界數以億計的潛在傷亡……。

尋找情緒出口，遠離致病危害

《黃帝內經》是中醫理論體系根基，更是身心合一的實證醫學。在這個紛亂失序的時代，運用氣的共振來調整內在頻率，對症四時的五臟調理體質，進而喚醒身體內在自癒機制，遠離負面情緒帶來的致病危害。

以下有諸多醫學實證，可以證實負能量傷及五臟六腑的案例。

2021年5月15日，台灣雙北因疫情持續嚴峻，一度宣布三級警戒[註13]，嚴格執行佩戴口罩、禁止外食外宿、加強人流管制，並且限制移動、活動或集會，許多中小企業、旅遊飯店業、餐飲老店無不受到波及，引發雪崩式倒店潮。

【註13】2021年全台三級警戒：因應嚴重特殊傳染性肺炎（COVID-19）本土疫情持續嚴峻，2021年5月15日台北都會區（台北市、新北市）提升疫情警戒至第三級，同年5月19日第三級防疫警戒範圍擴大至全國。此後共計4次警戒延長至7月26日，並於當日下午宣布鬆綁部分管制（微解封）。同年，7月27日起全國第三級警戒調降至第二級，直至2022年3月1日起取消警戒分級，調整為每月檢討防疫措施。

林桑是這場疫情的受害者，身為咖啡館第一線執行者的他，非常清楚公司虧損日益擴大，權衡之下想要結束營業，股東們認為只要度過疫情就會好轉，不願斷然放棄，讓他進退兩難。

林桑對外面對膠著的營運、詭譎莫測的疫情，對內還要與股東溝通、安撫員工躁動的心情，內外戰爭一起開打，身心就像一個壓力鍋，隨時瀕臨崩潰邊緣。

一次機緣下，他找上我做情緒諮詢，發現受到焦慮、害怕、不安的影響之下，導致他的身體出現各種症狀，包括食慾不振、胃痛、發冷、心悸、頭痛、失眠等，走上慢性疾病甚至是重症的前期道路。

我透過《黃帝內經》醫學實證，搭配花波、分子營養學的全方位整合療法，進一步找到問題癥結。

經過情緒測試的結果，林桑顯現出「在物質層面呈現沮喪、絕望；在思維層面呈現消極、負面、想逃避；在精神層面呈現孤寂、寂寞、執著、不被瞭解」，正是情緒致病的典型個案。

我告訴林桑，無限放大的壓力、過度澎拜的情緒，將導致身心失去平衡，現階段首當要務就是「洩壓」、「排氣」。一般傳統醫學著重控制症狀，把問題壓下去，一開始確實能夠舒緩情況，但引正念之氣「疏導」才是真正治根之法。

因此，藉由《黃帝內經》氣的導引，透過念力提升潛意識的正向頻率，搭配救援花波【註 14】協助調頻情緒、鎮靜安神。

一個月後，林桑的失眠和胃痛問題已經大大改善，咖啡館業績也在疫情穩定之下，漸有好轉，股東們也同意他對公司做出的任何決斷，一切努力終於迎來嶄新的契機……。

情緒搭雲霄飛車，恐招致疾病

《黃帝內經》的「情志」論述與「治未病」內涵，逐漸與今日主流「預防醫學」理念不謀而合[註15]。

《黃帝內經》的內容歷久彌新，可以幫助人們於日常洞見疾病；正所謂「上工治未病，不治已病」，就是採取預防性治療，以常保身心的長治久安。

【註 14】參照：許心華博士、謝昊霓博士所著的《遇見巴曲花波：關於人格、脈輪、情緒與量子醫學實證》134 頁，提及救援花波使用在極度不安、重大壓力、深層絕望、驚慌失措、失去意識、意外事件（車禍、外遇、流產、往生）、緊急狀況（手術、急診、上台、考試前）等狀況，協助達到平衡情緒、鎮靜安神、回歸和諧。

【註 15】預防醫學（Preventive healthcare、Prophylaxis）：針對預防各種疾病而採取的相關防治措施，認為致病因素包括環境、遺傳、病原和生活方式等，是一種動態過程，著重在健康的促進、疾病的預防兩大層面，並整合健康檢查、營養調養與日常運動的個人化健康管理。

根據統計，近 8 成疾病都來自於不良情緒，那些想不開、壓力大、愛生氣、老憂心的壞習慣，讓疾病輕易地找上門。生活中難免會有不如意的事情，但是總有更好的方法來因應情緒。

對於一般人來說，身體沒有病痛，就算是健康。然而，隨著社會環境變遷，人、事、時、地、物及環境的影響，人們生活步調變得緊張、快速，開始容易產生壓力，衍生出七情。

這 7 種情緒——喜、怒、憂、思、悲、恐、驚，正是導致情緒問題叢生，牽動人類百病的肇因。

世界衛生組織（WHO）對於健康已有明確定義，表示真正的健康應該是身心靈都處在一個完全美好狀態。

2020 年，世界衛生組織更將憂鬱症列為世界第二大疾病，僅次於心血管疾病。根據資料統計，台灣患有憂鬱症的潛在人口竟高達 200 萬，而且有逐年成長的趨勢，由此可見，情緒致病的殺傷力遠比想像還要嚴重。

也有研究發現，罹患憂鬱症的女性比例比男性高出許多，原因是男女大腦結構的先天性差異，負責掌管情緒的杏仁核，女性比男性的運作功能較弱一些，因而更容易產生焦躁、煩悶、憂慮等情況。

若是具有家族遺傳，罹患憂鬱症機率更會提高 3 倍。後天因素則包括：女性有生理期、懷孕、經期憂鬱症、產後憂鬱症、更年期憂鬱症等。

精氣失調，體衰而情志不堅

《素問．上古天真論》已經明確說明男女的生理差異，試看：

女子七歲，腎氣盛，齒更髮長；

二七（十四歲）而天癸至，任脈通，太衝脈盛，月事以時下，故有子；

三七（二十一歲），腎氣平均，故真牙生而長極；

四七（二十八歲），筋骨堅，髮長極，身體盛壯；

五七（三十五歲），陽明脈衰，面始焦，髮始墮；

六七（四十二歲），三陽脈衰於上，面皆焦，髮始白；

七七（四十九歲），任脈虛，太衝脈衰少，天癸竭，地道不通，故形壞而無子也。

丈夫八歲，腎氣實，髮長齒更；

二八（十六歲），腎氣盛，天癸至，精氣溢瀉，陰陽和，故能有子；

三八（二十四歲），腎氣平均，筋骨勁強，故真牙生而長極；

四八（三十二歲），筋骨隆盛，肌肉滿壯；

五八（四十歲），腎氣衰，髮墮齒槁；

六八（四十八歲），陽氣衰竭於上，面焦，髮鬢頒白；

七八（五十六歲），肝氣衰，筋不能動，天癸竭，精少，腎臟衰，形體皆極；

八八（六十四歲），則齒髮去。腎者主水，受五臟六腑之精而藏之，故五臟盛，乃能瀉。今五臟皆衰，筋骨解墮，天癸盡矣。故髮鬢白，身體重，行步不正，而無子耳。

因為生命與生理的不同，女子以「7 歲」為一個階段，到 49 歲的時候已經要進入老年。此說法與目前研究女子大約 50 歲前後更年期，差異不大；男子則以「8 歲」為一個階段，到 64 歲開始進入老年。

不過，根據現在醫學研究發現，男性更年期是以男性荷爾蒙（睪固酮）下降開始計算，研究指出，台灣男性 40 歲開始就有少數人有這種問題，並隨著年齡增長而人數增加。就中醫來看，這跟腎氣不足有關，也驗證《黃帝內經》說的男子 40 歲開始，腎氣開始衰弱的理論。

因為腎藏先天之精與後天之精，先天之精來自父母，用完就沒有了；後天之精又稱為臟腑之精，由臟腑化生水谷精微而成，可以藉由養生之道而源源不絕補充，以減少先天之精的消耗。

《素問・陰陽應象大論》說：「人有五臟化五氣，以生喜怒悲憂恐。」中醫認為，憂鬱與情志、臟腑精氣，彼此可說密切相關。如果先天與後天的精氣不足，將更容易導致體衰而情志不堅。

臟腑精氣和情志活動互為因果，就像前面提到的量子糾纏特性，當一方產生干擾，另一方也會受到影響，好的壞的、有形無形、正向負向皆是如此。尤其人體中氣的運行可從「心生喜」、「肝生怒」、「肺生悲」、「脾生憂」、「腎生恐」來加以觀察。其中，若是氣機運行發生阻礙，則疾病叢生。

因此，長期處於憂鬱、焦慮、驚恐的情緒狀態，對五臟造成損傷時，須用五行生剋方式，來進行調整。在日常生活中，我們如果可以控制自己的情緒，不讓它任意地氾濫，才能照顧好身體。

《黃帝內經》認為情志正是人體致病的關鍵因素，因而把精神情志的調養，作為防病和防止早衰的重要指導原則。

2-2

七情內傷，調攝身心不生病！

《黃帝內經》是上古先哲智慧的百科全書，涉及養生、預防、調攝、推拿等，提供人們日常保健參考的自然醫學寶典。

前面談到的「情志」，作為 7 種情緒的精神活動，我們就從五臟（心、肝、脾、肺、腎）來談談其中的交互影響。

情緒過激，禍及五臟？

《黃帝內經・素問》在〈陰陽應象大論〉和〈五運行大論〉篇中都特別提到「怒傷肝、喜傷心、思傷脾、憂傷肺、恐傷腎」，這是說明人的五臟特別容易受到太過激烈的情志所傷。

何謂太過？就是超過我們所能負荷的範圍。

前面談到的「百病生於氣也」，其致病因素為怒、喜、悲、恐、驚、思等導致情志過度。精、氣、神是人體生命活動的根本，一旦情志表現過度，則容易影響五臟運作，對人體產生不好的物理反應。

五臟具有「藏」的特點，《素問・三部九候論》說：「故神藏五，形藏四。」所謂神藏五，主要是說在人體的五臟中，各有其獨特之處與所藏，與天地人相應。心藏著神，作為生命活動的主宰，因此才有「心為君主之官」的說法，當心受到情志因素的影響，心跳、脈動的運行都會失常，也無法好好地統治國家、令百姓安居樂業。

肝藏著魂，是人的精神意識感應能力的體現，因此才有「肝為將軍之官」的說法，當肝受到情志因素影響，容易鬱鬱寡歡、魂不附體，精神意識都會失常，也無法作戰抵禦敵人。

脾藏著意，是人的思想與思考活動能力的體現，因此才有「脾為倉稟之官」[註16]的說法，當脾受到情志因素影響，容易過度沉思、食之無味，導致五味失常、吸收消化不良。

肺藏著魄，是人的形體動作、反應能力的體現，因此才有「肺為相傅之官」的說法，輔佐著心之君主，氣血運行順暢，當肺受到情志因素影響，肺氣耗散、真氣不足，容易導致氣機紊亂、血行不暢，導致心跳與呼吸間難以協調，也無法輔佐君主，而引發病機。

腎藏著志，是人的精氣盛衰之重心，因為精能化髓、並通於腦，以為志之所居，人的記憶能力、生命活動強盛與否，與腎精之氣是否充足息息相關，因此才有「腎為作強之官」的說法，協助國家強盛。唯有精氣足，則人體健康、剛強，即使到了 40 歲，也不會有腎氣衰弱的問題，並讓體質強盛。反之，腎氣耗盡則體虛乏力、未老先衰。

因此《難經》中也有「五臟藏七神」的內容記載，「臟者，人之神氣所舍藏也。故肝藏魂，肺藏魄，心藏神，脾藏意與智，腎藏精與志。」

一旦不幸來到「怒傷肝、喜傷心、思傷脾、憂傷肺、恐傷腎」的地步，都是因為牽動五臟太過。因此，如何維持情緒的平衡，是治未病及讓形神合一的重點。

以下，進一步來瞭解不同情志與臟腑之間的關係。

【註 16】倉廩之官：管理貯藏穀物的糧官。

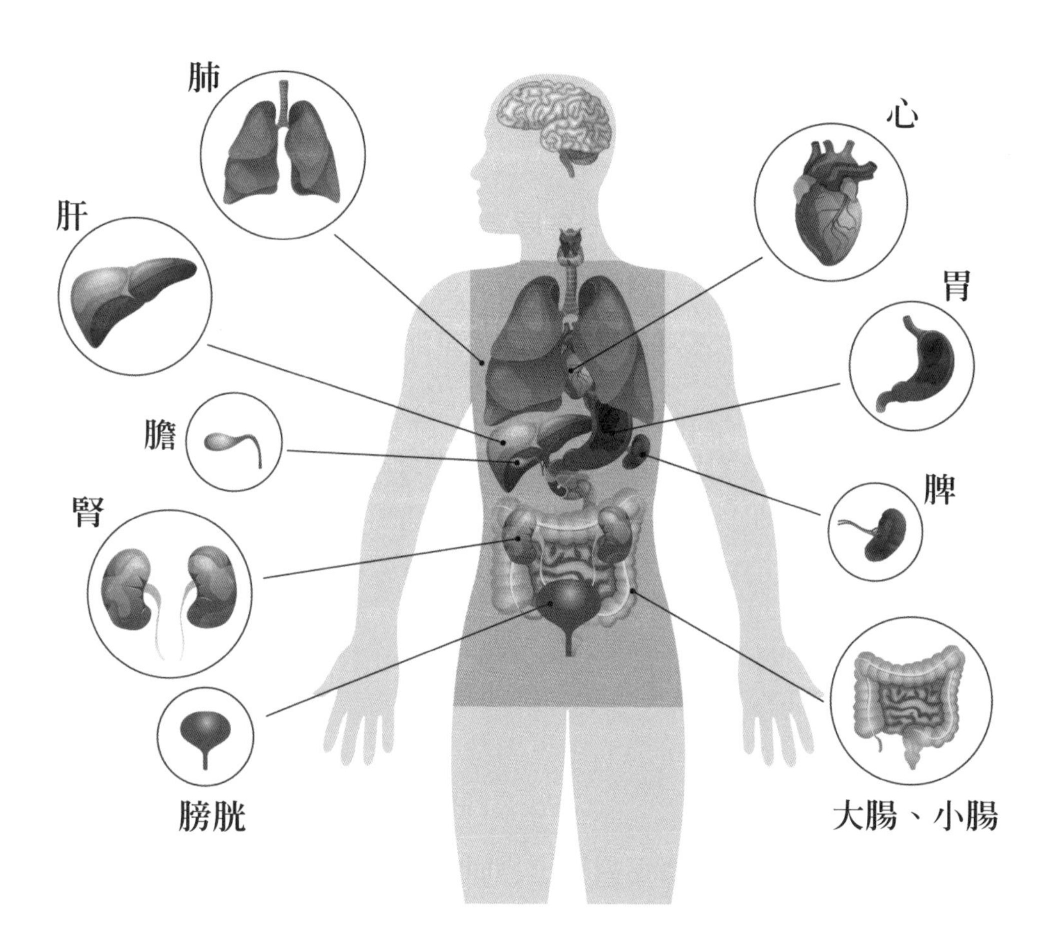

圖 2-1 人體五臟六腑圖

大怒傷肝——突發的巨大暴怒，為何傷肝？

我們都知道，生氣對身體不好，甚至會影響健康。

因為人在盛怒之下，肝的陽氣升發太過、氣血會上升、造成肝火亢盛，臉部的表現會呈現面紅目赤。

中醫認為，肝是將軍之官，古代將軍得上場作戰，行前需要籌謀戰略、沙盤推演以便精確指揮部隊，克敵制勝，因此更要能夠掌控全局。假使將軍無法指揮部隊，將會造成國家動盪。

肝臟也是如此，要是肝氣無法疏泄，長期積壓阻滯之下，造成肝氣鬱結，恐將全面引爆生理性紊亂。

以我父親為例，早年他一個人開計程車養我們一家子，經濟重擔全部壓在他的身上，內心的苦悶可想而知。

每天大約中午吃完飯就趕著出門跑車，他設定一天扣掉油錢，一定要賺到 2,000 元才能回家。因此，經常到了凌晨 2 點後，他才拖著一身疲憊走進家門。有時候，因為沒有達到目標，回家的時間就會拖得更晚。

當時全家一共 6 口，每天睜開眼，都要吃飯，還有其他生活所需，像是讀書、補習，樣樣都要錢。因此，精神時常處於緊繃狀態的他，脾氣當然不會好，經常跟母親吵架。後來，因為腸胃問題需要住院治療，當時的我就讀國小，所以晚上就在醫院陪伴並照顧父親，白天才去學校上課。

有一日下課，當我來到醫院，醫生竟然說：「你爸爸不見了！」原來我去上學時，爸爸也偷偷地開車去賺錢。他說：「全家就只靠我一個人，我要是一直住院，家裡就沒有收入來源！」

後來，才知道父親不只有腸胃問題，還有高血壓的毛病，而且精神長期緊繃，才讓他變得暴躁、易怒。

現在的我，已經可以理解為人父的辛苦，當一個人處在高壓情況下，時時刻刻為了三餐煩惱，脾氣怎麼會好？又怎麼能不生病呢？

易怒的人經常感到煩躁不安、頭昏目眩的原因，在於肝臟的疏泄功能發生障礙，導致氣機鬱結所致，一旦荷爾蒙失調，就容易引發腸胃病、高血壓、心臟病等。

但是如果隱忍這些日常小毛病，長期擱在心頭，將導致肝氣鬱結、致使情緒抑鬱、內分泌紊亂、免疫系統下降，因此，最好的方法就是轉移情緒，讓自己維持平和狀態。

歷史上的吳三桂【註 17】「衝冠一怒為紅顏」，處在腹背受敵、四面楚歌的境況，最後憤而引清兵入關，吳三桂此舉左右天下大事，因

【註 17】吳三桂（1612 － 1678）：明末清初軍事將領，明崇禎時期，作為遼東總兵，受封「平西伯」，鎮守山海關。1644 年降清，引清兵入關，被封為「平西王」，1673 年叛清，發動「三藩之亂」，並於康熙 17 年稱帝，國號為周，同年 8 月於長沙病逝，結束一生的征戰傳奇。

而改寫了朝代，正是過度憤怒的代表型人物。

前面說過，女性先天容易緊張或是發脾氣，一旦引發內分泌失調，身體器官都會受到牽連，其中，又以生殖系統的影響最為劇烈。

目前醫學界認知，當體內雌激素含量過高，發生子宮肌瘤的機率也會大幅增加。

廣泛認可的說法是，子宮肌瘤的發生就是雌激素水平過高所致。女性因先天體質問題，比較容易憂思、事情放在內心不說，有些男性也有情緒化問題，若是經常動怒、發脾氣，染患心臟病的機率將是一般男性的 2 倍以上。所以，如何保持身心平衡，是現代人必須重視的課題。

因此，假如一個人情緒過怒，整個人會面紅、目赤、心跳加速，甚至感到暈眩、昏厥。時常在新聞報導上看見這樣的案例，有人因一時盛怒，發生胃痙攣、中風或心肌梗塞，只好送醫急救，狀況嚴重時，一條生命就有可能從此消失不見。

許多醫學報導也指出，人在憤怒時，體內交感神經過度亢奮，腎上腺素分泌增加，促使呼吸急促、心跳加快、血壓升高、肌肉神經緊繃，身體各器官都會受到干擾，加劇疾病纏身。

過喜傷心——突如其來的驚喜，為何傷心？

一般來說，喜悅可使氣血流通、肌肉放鬆，易於恢復身體疲勞。

《黃帝內經》說陰陽平衡、防病應致中和，因此，過與不及都會出現問題。

清代小說《儒林外史》【註 18】中〈范進中舉〉就是在說一個太過歡喜，反倒傷了心氣的故事。范進考了大半輩子科舉，終於在 54 歲考上了秀才，想要再邁向舉人之路，他的岳父胡屠戶竟為此冷嘲熱諷，罵他「癩蛤蟆想吃天鵝肉」。

最後，籌到了旅費前往應試，果真中了舉人，如今「十年窗下無人問，一舉成名天下知」，范進卻因為高興過度而發狂。直到眾人叫胡屠戶出手打他，才把他打醒過來。

儘管這是個諷刺意味濃厚的小說，但不難知道要是過度歡喜，一時之間換氣不及，氣升上逆，就很有可能造成癲狂、失心瘋的情形。

對於某些人而言，心志可能容易受到外界干擾，時常受到驚嚇。因此，情緒波動就非常明顯，一旦發生開心的事情，就非常地喜悅，進而影響到心的脈動。嚴重情況，可能還會造成心臟停止，中醫才說大喜傷心。

又如，許多患有慢性病的人、尤其是心血管疾病，要是過度刺激，

【註 18】《儒林外史》：作者吳敬梓，耗費 10 多年時間寫成的一本清代章回體的諷刺小說，全書共 56 回、近 200 個人物，描述明朝科舉制度下讀書人追求功名和生活情貌。其中的范進，可以視為過度歡喜的代表型人物。

就容易產生腦充血、腦溢血，攸關性命安危。

中醫說的「心」，並不單單只是我們跳動的心臟。我們身體內的五臟（心、肝、脾、肺、腎），其中只有「心」並非「肉」字邊。

《黃帝內經》認為：「心主神明。」因為這裡指的「心」，不只是實體的心臟而已，而是「心神」，包括無實際形體的思想、精神與意識層面。

「心主神明」，如何對「心」與「神」的理解和認識。在《素問．靈蘭秘典論》說：「心者，君主之官，神明出焉。」大腦和心臟之間有著緊密的關聯，過去習慣將兩者統稱為「心神」，說明了心臟具有精神活動與思考活動的大腦功能。

《素問．調經論》也說：「心藏神。」還有《靈樞．邪客篇》的「心者，五臟六腑之大主也，精神之所舍也。」當心臟跳動時候，促使血液於全身血管流動與循環，帶動養分到各個器官，達到滋潤、供氧的功能，於是人的精氣神得以充足、飽滿。

因此，當一個人處在壓力之下，心臟感受到這股訊息，便會影響心律的跳動頻率，長期壓力對心臟是種負荷，使得心臟更加敏感及脆弱，容易引發情緒反應，長期惡性循環之下，於是造成心律不整、心臟血管疾病。

明末醫學大家張景岳曾在《類經》同樣認為：「心為一身之主……，臟腑百骸，惟所是命，聰明智慧，莫不由之，故曰神明出焉。」

針對「心」與「神」的觀點，持續被歷代醫家所推崇。

近年，關於過度興奮恐將導致心臟病發的案例，時有所聞，特別是觀看刺激性的運動賽事，曾經發生過度緊張、激動、驚喜而猝死的不幸事故，正是所謂的「喜傷心」。

《醫碥‧氣》亦說：「喜則氣緩、志氣通暢和緩本無病。然過於喜則心神散蕩不藏，為笑不休，為氣不收，甚則為狂。」氣緩並不會感到疼痛，因為心藏神，怕的是心氣渙散，笑起來無法停止，導致癲狂，傷及心和神，《靈樞‧本神》：「喜樂者，神憚散而不藏。」就是這個道理。

憂思傷脾——長時間的憂愁、思慮，為何傷脾？

人有情志是在所難免的事情，如老子《道德經》說：「人法地，地法天，天法道，道法自然。」人順應自然有情志而不過度；孔子的中庸之道也說：「喜怒哀樂之未發，謂之中；發而皆中節，謂之和。……致中和，天地位焉，萬物育焉。」人的情緒應該剛好就好，太過則傷形又傷神。

兩位聖人之道也都為中醫家所推崇，於此可知，情志太過會傷害五臟，其中又以思慮過甚，危害脾為最大。

脾是後天的根本，氣血運化的樞紐，人體脾虛容易造成泄瀉、嘔吐、血腫、出血、消瘦、浮腫等疾病。

《黃帝內經》認為：「脾在志為思，過思則傷脾。」在這裡，「思」

是思慮、思考、思索，更有胡思亂想的意思。

正所謂日有所思，夜有所夢，一個人容易操心，耗費太多精氣神在一件事情上頭，就是所謂的思慮過度，精神一旦受到影響，則夜不能寐、整夜多夢，甚至因此罹患精神衰弱等疾病。

由於脾主宰運化的功能，假使運化功能耗弱，後天根本被消耗殆盡，將牽動身體各個機能的健康。中醫理論：「食後不可便怒，怒後不得飲食。」就是強調用餐時宜心平氣和，才有利於脾胃運作、小腸的消化與吸收，維持正常運化功能。

例如，很多業務員都容易患有消化不良、便秘、腹瀉、腹痛，以及胃食道逆流的問題，歸咎原因在於作息不正常。

他們往往沒吃早餐就開始忙碌的行程，到了午餐時間，卻還在邊吃飯邊回訊息，忙碌一整天回到家之後，還在想著如何約客戶、談案子，害怕自己哪裡做得不夠好，擔憂業績沒有達標。

此時，大腦持續飛快地運轉，缺少充分休息，當然也就沒空理會脾胃是否有好好消化食物了，最後換來滿身的毛病，都是因為過度憂思傷脾所造成。

《素問·舉痛論》說：「思則心有所存，神有所歸，正氣留而不行，故氣結矣。」老是唉聲歎氣、經常思慮過度，甚至是往負面方向思考，將導致氣血運行不暢，也會引發食慾不振、腸胃不適、消化不良的症狀，就是中醫主論氣的流通，最怕遇到氣結，形成臟腑氣滯而窒礙難行，正如「通則不痛，痛則不通」的養生原理。

另一個案例，就是我的忘年好友阿達，他經常煩惱孩子過得好不好、孫子乖不乖，每天不停煩惱，導致脾胃消化系統不良，還伴有高血壓，收縮壓時常飆破 160 mmHg。

我對他說：「你都退休了，每天煩惱這麼多，對他們並沒有幫助。可以放寬心，跟好朋友多出去走走，說不定身體會更健康，還不會讓孩子們擔心。等他們回來的時候，看你精神奕奕、開開心心，就會常常回來看你啊！」

後來，我幫阿達規劃一些簡單的旅遊行程，與好朋友一起遊玩，果然不再庸人自擾，不只找回了健康，也改善了親子關係。

愛情也是令人傷神的東西，我們一定都聽過千古流傳的愛情故事《梁山伯與祝英台》【註 19】，梁山伯因為無法祝英台相愛而犯了相思病，終日抑鬱，過度憂思，以致耗弱心神與精氣，最後成為一抔黃土。

每年有許多莘莘學子準備會考、學測、指考、大考，或是在期末考期間吃不好、睡不好，也是思慮太過所致。所以要想提高記憶力，

【註 19】《梁山伯與祝英台》：作為四大民間傳說之一，故事描述祝英台女扮男裝求學，因而結識並愛上同窗梁山伯的愛情故事，因無法順利結成連理，最後化成蝴蝶比翼雙飛，情節感人生動，屢屢改編成電視劇、電影，一時蔚為熱潮。其中的梁山伯，可以視為過度憂思的代表型人物。

除了學會正常作息，也不能過度疲勞，還得健脾益智。

常悲傷肺——經常悲傷、長時間唉聲嘆氣，為何傷肺？

肺，不僅僅是氧氣、二氧化碳出入呼吸道與肺臟的重要環節，還具有宣發和肅降的功用。

中醫說「肺主衛外」，指的就是抵禦外邪的免疫系統，作為抵禦外邪侵襲的重要屏障。

醫學已經證實，當人們過度悲傷，不斷哭泣，或是意志陷入消沉的時候，易使肺氣耗散，進而降低身體的免疫力，出現氣短、乾咳、咳血、音啞等症狀。

假使一個人經常處於悲傷的狀態，無形中將會消耗體內肺氣，致使肺氣不足。古典小說《紅樓夢》【註 20】中的林黛玉，終日鬱鬱寡歡，又因父母雙亡，導致個性敏感、多疑，就是一個負面教材。

根據臨床研究，癌症病人有諸多類似案例，一般被診斷出癌症之後，有些人往往會變得過度悲傷，加上身體機能低下，雙重衝擊導致身心全面失衡，可能就此一病不起。

【註 20】《紅樓夢》：本書原名《石頭記》，清代古典長篇章回小說，作為四大小說名著之一。本書相傳曹雪芹為 80 回作者，後由高鶚續作 40 回，合為 120 回，內容以賈、史、王、薛四大家族的興衰為背景，人物設計精巧細膩，展現出絕妙高超的寫作敘事功力。其中的林黛玉，可以視為過度悲傷的代表型人物。

推究背後成因，往往是因為疾病帶來揮之不去的憂鬱、悲傷，面臨死亡的迫切威脅，對未來缺乏希望感，促使免疫力下降，身體活力逐漸衰退、萎靡，細胞也會隨之惡化。

正所謂「邪傷肺衛」，一旦「衛氣禦外」功能不強，受到病邪侵入而難以抵抗，就會引起感冒、咳嗽、過敏等症狀，加劇肺部、支氣管系統的惡化程度。

每個人都會有悲傷的時刻，這本就是一種正常的情緒宣洩，但若是放任自己無止盡地悲傷下去，影響到日常生活，就不能視為正常狀態。很多事情過猶不及，情緒也是，一切剛剛好就好。

恐驚傷腎——容易緊張害怕，為何傷腎？

恐和驚都是腎的情志，作為人們對於外界突然狀況，產生刺激的一種應急反應。

腎是人對於表達驚恐情緒的主要臟器。腎主藏精、精又藏髓，為生氣之原。

所以，《黃帝內經》寫到：「驚則氣亂，恐則氣下。」因為腎屬水，當人在受到劇烈驚恐時，就會像水一樣，水往低處流，因而發生呆愣、驚慌失措，大小便失禁，嚴重時還會引發暈厥、猝死。換言之，驚恐讓氣紛亂而低下，還會使身體器官失去正常作用。這與因為腎藏精，精生髓，通於腦有一定的關係。

《靈樞・本神篇》這樣說：「腎氣虛則厥，實則脹，五臟不安。」若是腎臟本身有疾病，可能都會影響其情緒、情志表達。

例如很多腎虛的人都不喜歡說話，由於體質較為虛弱，尤其是小時候怕生、容易哭鬧，見到陌生人也會驚嚇閃躲，又如很多小孩在受驚嚇之後，發生大小便失禁的事情、不容易安穩好眠、容易半夜驚醒，這都是驚恐傷腎，腎氣不固的一種表現。

記得國小的時候，有一位同學的個性相當內向、害羞、膽小，並且沉默寡言。有次上課期間，教室內突然聞到類似排泄物的異味，才知那位同學因為不敢跟老師說想上廁所，而大便在褲子……，之後又有一次尿在褲子上面。

這樣的情事發生數次，同學就不太敢跟他一起玩了。升上國中後，這樣情況越趨嚴重，當時也沒有好的輔導系統，導致那位同學因驚恐過度，不敢與人來往，終日躲在家中，也不肯上學，又因害怕、恐懼、寂寞、悲觀、社交關係喪失，最終接受憂鬱症治療，迄今仍未恢復健康。

還有一個案例，有位好友的孩子到了國小一年級還會尿床，我到朋友家跟孩子聊天後才知道，因為一直害怕做錯事被父母罵，導致自信心不足，又怕晚上睡覺會尿床，惡性循環之下，於是經常發生尿床事件。

後來跟朋友聊到，孩子自信心不足、容易擔心害怕，才會發生尿床的情況，建議去看中醫，開立對症調製養腎安神的方劑，也請朋友要讓孩子知道父母的愛，讓孩子有安全感，不要因為孩子犯錯就急於責難，愛心、耐心、擁抱與陪伴，都是讓親子關係變得更好的互動方式。

經過半年後，小孩果然已經不再尿床了，親子間的關係也有明顯改善。

以上，列舉情志對於我們日常與健康的影響，根據《黃帝內經》的日常養生法則，提醒我們臨事不亂、遇事不危、逢事不驚，避免情緒起伏過大，學習舒緩調整之法，就能常養身體及臟腑的安適。

《素問・上古天真論》說：「是以志閒而少欲，心安而不懼……，各從其欲，皆得所願。」當我們心情愉悅、心神安定、能量俱足時，自然不會胡思亂想，情志平衡了，也就能遠離疾病的威脅。

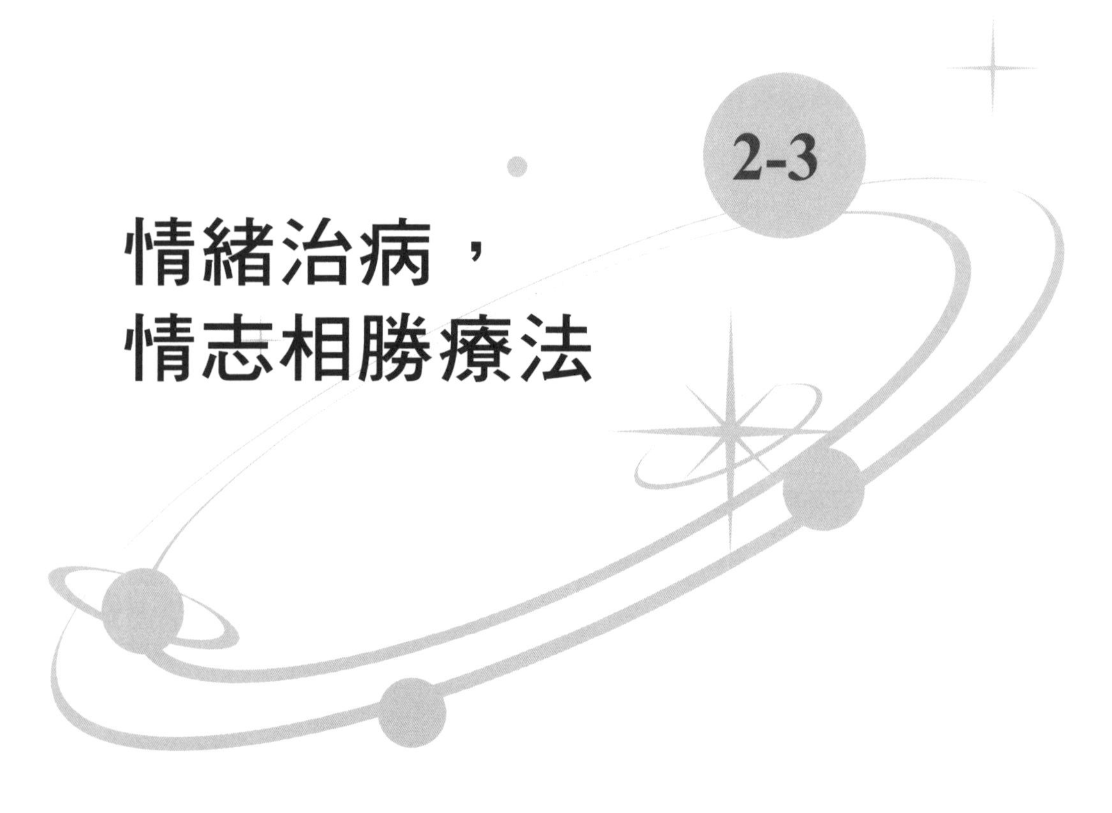

情緒治病，
情志相勝療法

年輕時期在成功嶺服役，擔任連長的我，發現一位士兵因為失戀，經常鬱鬱寡歡、心情鬱悶，看他食慾不振，變得越來越瘦弱，同時影響到了正常勤務。我怕他因為想不開而做出傻事，因此時常跟他聊聊天，給予關心。

情志相勝，身心平衡之道

身為連長，星期三晚上可以外出，好幾次就以幫連上採買物品的理由，准他陪同協助。出了營區，慢慢地和他談心：「有時候拘泥在一個點，難免會感到沮喪失落，如果把眼光拉高、放遠，眼前的小事情就變得微不足道了。」

也許是外面的空氣似乎比較新鮮，轉換空間與場合，發現他的心情漸有舒展。幾個星期之後，他也從兵變中走出來，恢復元氣，在單位表現良好屢被嘉獎，順利退伍。如今的他，已經是 2 個小孩的父親了，職場上也有自己的一片天。

人有七情，分屬五臟，這個例子清楚展現出，因感情失和導致的憂思過甚，影響日常與工作職責，此時若能給予適時的引導，轉念後的人生，可以有不一樣的可能。

當我們發現身邊的親友有情緒上的困擾，若能多一分心去察覺，給予關懷與陪伴，也許不需要說太多的大道理，只要靜靜傾聽，對方就能感受到同理的力量。也許我們沒有做什麼，卻能因此幫助到身邊的人。

綜觀前面章節，一路闡述的大怒傷肝、過喜傷心、憂思傷脾、常悲傷肺、恐驚傷腎，《黃帝內經》依此已有一套有關「情志治病」的機轉與治則，可以作為調攝情緒的方式，達到「治未病」的最高理想。

《素問‧陰陽應象大論》提到：「怒傷肝、悲勝怒；喜傷心、恐勝喜；思傷脾、怒勝思；憂傷肺、喜勝憂；恐傷腎、思勝恐。」就是以七情作為各自的解藥，消除心理病機，進而矯正情志異常問題，達到日常養生祛病的功效。

其實，七情本來就是一般人在生活中具有的情緒表現。

開心的時候，歡喜、大笑；生氣的時候，氣憤、不開心；憂愁、思慮、煩惱的時候，發呆、沉默不語；悲傷的時候，流淚、哭泣，甚至嚎啕大哭；驚嚇的時候，感到害怕、恐慌。以上這些情緒展現，都是正常反應，一般人很快就可以調適、調整，恢復正常。

我們這裡說情志會導致疾病、傷害到臟腑、影響氣血，都是在「太過」的情況之下。

一般人處在平和體質之下，即使面對突發的狀況，導致情志瞬間過度波動，基本上都有足夠能量予以應對、調適。

當然，也有可能因為過大的突發狀況，在沒有預期、從未想過的情況下發生了，造成後續無法面對而鬱鬱寡歡，也是有可能的事情，例如至親突然離世、一夕之間破產還欠下巨債、突如其來的交通變故等，令人一時之間不知如何面對。以上這些特例，都要視個別的情志狀況做個案處理。

這裡討論的情志相勝療法，主要針對一般人在正常情況下，得以使用此法調整原本失控的情緒，恢復平靜。

五行生剋原理，情志因應之道

一個人從出生與成長的過程，除了受到先天稟賦、體質的影響，加上後天環境的渲染之下，逐漸形成自己的性格與情志展現。

《黃帝內經》針對情緒過度高張的現象，身體臟器受到牽連：「怒傷肝、喜傷心、思傷脾、憂傷肺、恐傷腎」，並提出相應的情志相勝「悲勝怒（即金克木）、恐勝喜（即水克火）、怒勝思（即木克土）、喜勝憂（即火克金）、思勝恐（即土克水）」的五行生剋理論。

我們進一步來瞭解因應之道：

◎悲勝怒：

當一個人在極度憤怒，導致肝氣上逆，肝氣最適合發散、疏泄，但突然的生氣、憤怒，會讓肝血隨著氣而上升而逆行，所以容易傷害到肝，甚至氣逆而昏倒。

這個時候，如果來一個假的悲傷消息，轉移肝氣上逆的情況，讓悲傷而氣消，情緒逆轉而緩，就能舒緩憤怒的情緒。

◎恐勝喜：

當一個人因為過度歡喜，使得心氣渙散、神不守舍，可能傷到心神、心神散蕩，導致情緒波動非常明顯，進而影響到心的脈動。

尤其很多人患有慢性病、心血管疾病的人，一旦受到過度刺激，恐將加劇病情。這時可以運用一些方法，讓這個人受到驚嚇、產生恐慌，克制原來因為過度喜樂所產生的情緒狀況。

◎怒勝思：

當一個人因為過度憂愁、思慮過多、煩惱時，也會傷到脾臟。

這是因為心事繁多，或集中精力去思考問題，讓心神集中在思慮的這件事情上，由於不斷地思慮，甚至是煩惱，人的精神就會受到影響。這個時候可以想辦法讓這個人生氣、發怒，有助轉移注意力。

◎喜勝憂：

當一個人因為過度悲哀、意志消沉時，或因悲傷而不斷哭泣時，讓肺氣耗散，產生氣短、乾咳、咳血、音啞等症狀。

此時，可以帶他出去旅遊、敞開胸懷，透過傾聽與談笑，帶來愉悅感，轉移過度憂愁的情緒，重拾人生的正向信念。

◎思勝恐：

當一個人因為受到劇烈驚恐時，可能會因此發生大小便失禁，甚至目瞪口呆、驚慌失措，或暈倒的情況，正是因為腎虛、腎氣不足所致。

或因身體較為虛弱，不愛說話，小孩容易哭鬧等，也是驚恐傷腎，腎氣不固的一種表現。

因此，可以透過思考型的遊戲，像是積木、拼圖，或是觀看電影、書籍，進而轉移驚恐過度的情緒。

情志高格局，健康沒煩惱

「那麼，要怎麼做，才能讓自己不生病？」當我們開始正視問題，事情就解決了一半。

首先，必須從觀察自己內在情緒狀況做起。當情緒陷入悲傷的時候，如果可以有開心、高興的事情出現，就能戰勝悲傷。

王董是位企業大老闆，前幾年因為乾拌麵的市場很熱門，毅然決然投入這一塊紅海市場。後來，營運一段時間，發現大品牌可以進入大賣場與各通路，但創立小品牌如果要跟著拚市場、比價格，完全沒有競爭力，可以說不敵市場機制。

因此，在全盤考量之後，果斷做出撤出乾拌麵市場的決定，當時投入資金約 1,700 萬，如今一瞬間轉眼成空。

但是，他沒有被這樣龐大的損失影響太久，隨即轉換心念，選擇繼續投入新的事業，目前在另個新創領域重啟爐灶，業績長紅。每次見到他，整個人都呈現容光煥發的模樣，好似精力源源不絕，也沒聽說他有什麼病痛。

王董可以做為最好的情緒榜樣，也許是個性使然，天生樂觀的他，不會讓自己糾結在情緒的漩渦之中，龐大金額的損失，竟然可以選擇說放下就放下，彷彿天塌下來，都不害怕的樣子。反觀有些人，經常因為一點小事情就鬱鬱寡歡，不只人生格局高下立判，也能夠清楚展現在身體與健康上面。

這裡要再次補充說明，運用情志相勝療法的時候，要注意避免使用不當，而導致不良後果。尤其是「以恐治喜」、「以怒治思」，需要瞭解對方身體實際狀況，是否經得起恐嚇、生氣。

例如，原本要以恐治喜、以怒治思，結果對方患有心臟、腎臟、肝臟或心血管疾病，反覆刺激下導致病情加劇，那就得不償失了。就像前面提到，這些方法因人而用，對於已經出現明顯疾病狀況的人，建議還是依循正常管道就醫，尋求專業人士的幫助。

遠離情緒大海嘯，提升自癒能量

「張博士，我們一般人要如何有這樣細微的覺察呢？」在我進行教學的過程，許多學員都會這樣問我。

此時，我便會說，可以透過日常自我省思，觀察自己面對不同的人事時地物時，情緒所展現出來的種種變化。

現實生活中，多慮的人都有忽悲忽喜的問題，時常因為一件小事、一句無心的對話，就會持續在心頭糾結難解，受到負面情緒的嚴重擺布，甚至產生所謂的情緒勒索、情緒暴力……。

然而，大多人並沒有察覺到，自己情緒上的細微變化（儘管以為自己隱藏得很好，但由他人眼光看來可能相當劇烈），當持續積累，如果無法及時化解，就會慢慢衍生出頹喪、焦慮、煩悶、抑鬱、躁鬱等情況，進而引發過敏、皮膚炎、掉髮、失眠等問題。

如果可以試著觀察，每當發現內在情志表現出異狀時，透過每種情志特性，與另一種情緒的相剋與相應，便能盡快地化解，便是最好的做法了。

那麼，我們到底有哪些具體做法呢？目前坊間有很多情緒管理課程，可以幫助受到情緒糾擾的朋友走出困境，我們也可以透過自我練習，讓自己遠離情緒大海嘯，舉凡呼吸調頻、氣脈導引、靜坐冥想，甚至旅遊散心等，都是我常用的方法。

不管是喜、怒、憂、思、悲、恐、驚的情志問題，當人的能量不足，容易受到外來因素的干擾，就容易因為一點小事而產生過度的情緒反應，等事後心情平復後回想，自己也不清楚為何會暴怒、憂愁、思慮、悲傷、恐懼等。

一切都是來自內在的不足，包含營養不足、能量不足、情感不足、氣血不足、睡眠不足、飲水不足、自我察覺力不足、自省不足、活動量不足，並透過情緒清單管理法，問問自己：

「我怎麼了？」

「什麼事情讓我變成這樣？」

「我可以怎麼做？」

「這個做法可以幫助我解決問題嗎？」

「如果問題還不能處理，還有什麼方法？」

自問自答、列出清單的目的，是一種自我察覺、內在溝通、接受當下問題，並找出方法處理，同時安定心神的方式。最後透過轉移注意力，恢復身心平衡，啟動自癒力。

因為這是對於一般人的自我情緒內觀與處理法，如果身邊親友有類似情志問題，只要有心陪伴、引導自我檢視，都能發揮效果。

如果察覺狀況異常、已經有憂鬱症、躁鬱症，或是更嚴重的情志相關疾病，應勸導循正常管道就診。

因此，情志健康的表現不僅是沒有疾病，或是如今人們所說的亞健康狀態而已，而是整個身體（外在）、心靈（內在）及社會（人、事、物、環境）都能處於一種良好狀態。

情緒相勝療法參照表

<table>
<tr><th>情志種類</th><th>器官對應</th><th>五行對應</th><th>容易出現的狀況或身體問題</th><th>情志相勝療法</th><th>現代情志療法用語</th></tr>
<tr><td>喜</td><td>心</td><td>火</td><td>過喜會引起心火太盛，或被痰熱所擾，易喜笑不休或神情恍惚，甚至語無倫次</td><td>以恐治喜</td><td>驚恐療法</td></tr>
<tr><td>怒</td><td>肝</td><td>木</td><td>暴怒會引起肝膽之氣橫逆，表露出面紅目瞪、氣逆嘔血、心中煩亂，甚至神昏、暴厥狀態</td><td>以悲治怒</td><td>轉念療法</td></tr>
<tr><td>憂</td><td rowspan="2">脾</td><td rowspan="2">土</td><td rowspan="2">思慮過度會倦怠、吃不下、健忘、心悸、嗜睡、消瘦，更會傷害到心神</td><td rowspan="2">以怒治思</td><td rowspan="2">激怒療法</td></tr>
<tr><td>思</td></tr>
<tr><td>悲</td><td>肺</td><td>金</td><td>過度悲傷會導致氣消、神氣不足，並傷及心肺諸多臟腑</td><td>以喜治悲</td><td>喜樂療法</td></tr>
<tr><td>恐</td><td rowspan="2">腎</td><td rowspan="2">水</td><td rowspan="2">過度驚恐會導致膽小、容易恐懼，造成心腎不交而心神不安</td><td rowspan="2">以思治恐</td><td rowspan="2">靜心療法</td></tr>
<tr><td>驚</td></tr>
</table>

輯三

未病先防，疏泄和暢——

黃帝內經
做自己醫生的健康體現

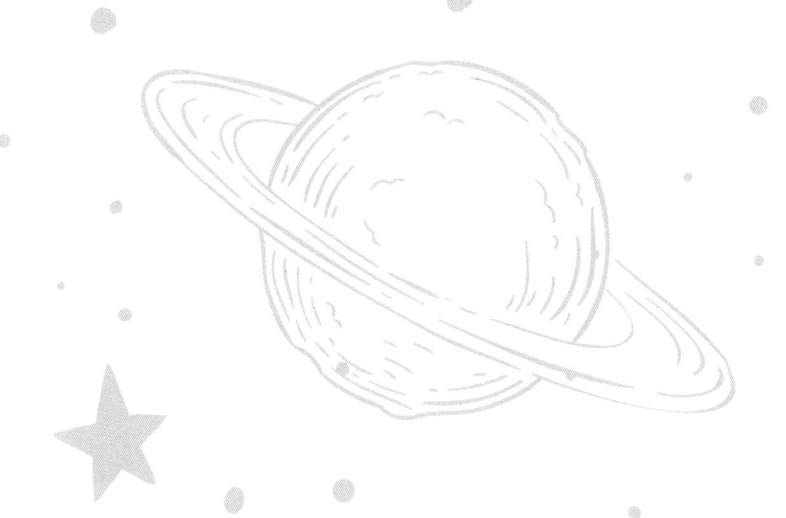

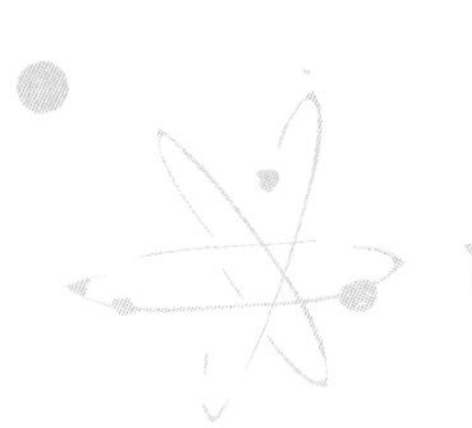

我們都聽過智商（IQ）、情商（EQ）、財商（FQ），作為成功人生的幾大要素，然而，許多人都忽略了健商（HQ）才是其中的關鍵存在。健商之道的起源，可以追溯自《黃帝內經》，更是做自己醫生的健康體現。

上工治未病，凡事求醫不如求己，《黃帝內經》有言：「飲食有節，起居有常，不妄作勞，形與神俱。」這段話揭示了依循日常起居的保養之法，就能不受疾病左右，找回健康的主控權。

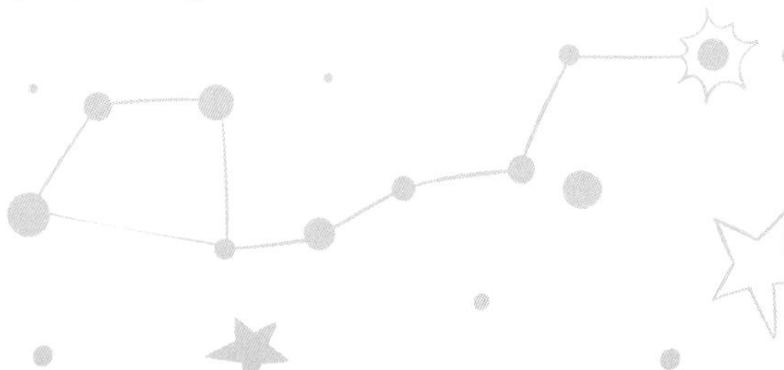

3-1

身心靈
全面整合，
達到無病無痛的期待

以前醫治疾病的人，我們稱他為「先生」；現在醫治疾病的人，則稱作「醫生」。因此有人打趣說，我們都在跟「生」打交道，所以學會「養生」，就能過好這一生。

說起來，這也就是《黃帝內經》的中心思想：「是故聖人不治已病，治未病，不治已亂，治未亂，此之謂也。」國學大師南懷瑾【註21】更盛讚《黃帝內經》是一部醫世、醫人、醫國、醫社會的醫書，彰顯出無與倫比的重要性。

培養「健商」，找回健康主控權

有句話這麼說：「上醫治國，中醫治人，下醫治病。」如果能夠治療全天下人的問題，那麼治理一個國家，當然就不是什麼難事了。

因此，醫術高明的醫生，不是等到有人生病了，才來醫治，而是告訴民眾養生之道，預防疾病的侵擾，防患於未然。著重的還是防治尚未出現的問題，從微觀醫療中，找到調治先機。

如同賢明的君王，不是等到天下大亂的時刻，才想到要來治理國家一樣，而是平時就能體察人心，安內攘外，才能常保國泰民安。

【註21】南懷瑾（1918 － 2012）：法號通禪，號懷瑾，幼承庭訓，少習諸子百家，身為禪師、儒釋道的傳承者，及至晚年仍講學著作不輟，被後人譽為禪學大師、國學大師。著有儒、釋、道等各家 50 多種著述，帶領讀者窺看人文歷史的博大與精深。

那麼，我們要如何做到「未病先防」、「既病防變」，以及「病後防復」呢？

我們都聽過智商（IQ）、情商（EQ）、財商（FQ），作為成功人生的幾大要素，然而，許多人都忽略了健商（HQ）才是其中的關鍵存在，更是這個世代不可或缺、歷久彌新的顯學。因為健康是 1，其他是 0，一個人一旦失去健康，其他就都不用談了！

我有幾位好友的狀況幾乎如出一轍，只有行業別不一樣而已。

那時剛好是中國開放的早期，朋友 A 將工作重心移轉到上海，經營初期，企業發展得非常迅速，也有賺到錢，但隨著公司不斷擴張，工作時間拉長，應酬也開始多了起來，甚至到了假日也無法休息。幾年之後，身體開始亮起紅燈，不得不放下事業，返回台灣休養生息，現在的時間都用在調養身體，希望還能找回健康。

另一位好友 B，因為早期經營公司，自己兼做業務，每天行程從早忙到晚，還得經常開車南北往來，親力親為的結果，事業果然發展得相當成功，但為了避免會議或長途開車要勤跑廁所，不敢喝太多水，導致水分嚴重不足，打亂了生理時鐘。幾年後，一次健康檢查竟發現罹患糖尿病、高血壓，只好停下腳步，目前持續吃藥控制中。

以上兩例正好說明，健康是 1，財富是 0，沒有了 1，再多的 0 都沒有用。

關於健商之道的起源，可以追溯自《黃帝內經》的這段話，似乎道盡了一切：「食飲有節，起居有常，不妄作勞，故能形與神俱，而盡終其天年，度百歲乃去。」

上工治未病，凡事求醫不如求己，透過日常起居的保養之法，就能不受疾病左右，找回健康的主控權，更是做自己醫生的健康體現，還能長命百歲。

終其天年，長壽健康之道

好友 C 的父母，住在鄉下，年輕時靠著務農來養家餬口，只為讓孩子平安長大，期盼他們能夠闖出自己的一番事業。

後來父母年紀大了，只留下小小菜園當作平日休閒養生的活動，這兩位長輩一個 98 歲、一個 90 歲，身體都非常健康硬朗，走起路來十分平穩，無需任何輔助。

於是，我向他們求教養生之道，如何在日常中做到《黃帝內經》所說的頤養天年【註 22】？

他們的回答很簡單：「自己一生務農，日出而作，日落而息，只要能吃得飽，不餓著肚子就好。」

【註 22】天年：人類的生命有一定的期限，根據古代醫家紀錄，《素問・上古天真論》：「食飲有節，起居有常，不妄作勞，故能形與神俱，而盡終其天年，度百歲乃去。」《尚書・洪範篇》：「壽，百二十歲也。」都以 120 歲做為天年期限。

後來，小孩長大，各自成家立業，兩夫妻的生活就更簡單了。首先是做到「不生氣」，認為活到這把年紀了，還有什麼想不開的事，因此遇到分歧，兩人也不爭吵，笑一笑就過去了。

生活日常中，夫妻也從不吵架，想想都七老八十了，人生還有什麼看不開的事，自然就能保持正常愉悅的心態。

其次，在飲食方面就是簡單，一日三餐，吃多少煮多少，想吃什麼就吃什麼，沒有什麼限制，但一定是吃自己種的菜、養的雞、生的蛋，不吃外食，而且只吃七分飽就好。

在休息及睡眠方面，中午會午睡半小時，晚上 10 點一定上床睡覺，隔天不到 5 點就會醒了，剛好喝杯溫開水，然後上廁所。日復一日，也沒有生什麼病。

唯一目前比較有感覺的是，還是不能不服老，兩老已經沒有辦法在田裡勞動太久，雙腳、大腿無法久站，腰也不能彎曲太久了。好友 C 相當孝順，定期會回來看看他們，帶一些養生補品、保健食品，沒事也會打電話回來問候。現在的他們笑說：「就是把身體照顧好，不要成為孩子的負擔就好。」

還有一位今年已經百歲的長輩，養生之道就是力行《黃帝內經》所說的方法，以及保持心情的平靜，把自己身體照顧妥善。

由此可見，值得我們再來細細推敲「食飲有節，起居有常，不妄作勞，故能形與神俱」，這 4 句健康箴言的內在涵義。

古代自然醫學，教人健康不生病

「為何現代人才年過半百，就年老體衰、身體有很多疾病？」這是《黃帝內經》裡面，黃帝一開始問他的臣子岐伯的話。

岐伯則回答：「上古之人，其知道者，法於陰陽，和於術數，食飲有節，起居有常，不妄作勞，故能形與神俱，而盡終其天年，度百歲乃去。」他用 45 個字回答黃帝「如何健康不生病」。

接著岐伯又說：「今時之人不然也，以酒為漿，以妄為常，醉以入房，以欲竭其精，以耗散其真，不知持滿，不時御神，務快其心，逆於生樂，起居無節，故半百而衰也。」再用 55 個字進一步解釋為何現在的人不健康的原因，平日把酒當水喝、飲食無度、恣情縱慾、熬夜晚睡，導致真氣耗盡虧空，年紀還不到 50 歲，就已經年老體衰，身體到處都是毛病。現在看來，這段超過 2,000 多年的文字記載，現在看來依然適用，而且不用更改任何一字，是現代的「養生百字銘」。

這也是後來自己開始學習中醫、沉浸於《黃帝內經》養生學的原因，甚至可以說《黃帝內經》就是古代的自然醫學，教導百姓養生、未病先防、既病防變，讓病邪還在體表時，就先做好防治，以免身體疾病更加嚴重。

接下來，再繼續深入探討「健康不生病」的背後意涵，為何幾位長輩遵循這樣的養生之道，可以健康迄今，年逾百歲，仍能行走自如、飲食正常的祕密。

3-2

道法自然，跟天地陰陽學習的養生學

《道德經》說：「人法地，地法天，天法道，道法自然。」

《黃帝內經》則說：「上古之人，其知道者，法於陰陽，和於術數。」

人生於天地之間，天在上，地在下，人居其中，形成天地人的和諧整體。

活得簡單、過得輕鬆，談何容易？

天地之間，有陰陽、日夜、寒熱、季候的更迭與變化，才有萬物的生長，萬物感受這樣的能量，配合作息，與天地陰陽同生。人在其中，當然也會受到這樣的磁場、頻率影響。

因此，上古的人洞悉養生之道，並且身體力行，按照自然的規律，安排生活作息，知道什麼時間該做什麼事，過能力所及的生活，做能力所及的事，達到天時、地利、人和的共榮條件，讓自己活得簡單，過得輕鬆。

凡事中規中矩，與陰陽天地同頻，與四季五行共振，做正確的事、走對的道路，就是健康之道的基礎，也能產生好的量子糾纏，吸引更多正向的萬物與智慧，來到我們身旁。

這是一個簡單的道理，然而真正能夠落實執行的人，從古至今仍然有限。因此，才會有許多人仍然困在生活的煩、忙、亂，致使自己離健康越來越遠。

舉例來說，服役是我身體最健康的時期，那時的職務是排長、連長，雖然帶部隊的壓力大，但三餐正常、作息正常，每日還有 30 分鐘的午休時間，自己也不參加額外的應酬，像是同事間的邀約餐敘及飲酒。因此，每年體檢報告都沒有紅字，身材也維持得相當標準（BMI 在 24 以下）。

後來，卸下領導職務，開始擔任行政參謀，主要做計劃及負責督導業務，雖然可以下班，卻因為計劃多、報告多，老是有種事情做不完的感覺，每每需要加班到深夜。工作結束，跟著同事們聚餐同樂，作為紓壓的方式，一路到了年度體檢時竟然發現胖了不少，三高也隨之而來。

「工作忙不完，要如何正常休息呢？畢竟還得賺錢養家糊口，只好繼續撐下去啊！」這是我個人活生生的例子，可能也是一般人會遇到的狀況。再看看現在的學生、上班族，如果想要按照自然的規律安排生活作息，談何容易呢？

釋放壓力，調理體質，恢復身體平和

記得在我國中的時候，還有聯考機制，白天上課、晚上補習，回家後還要讀書到三更半夜，隔天早上 6 點迷迷糊糊中起床，上學。

周而復始的日子，一路到國三那年，因為成績尚未達到可以安全考上理想學校的標準，內心壓力過大、精神緊繃，導致腸胃不適，還曾經因為胃痙攣發作而緊急送醫。

後來，沒有考上好的學校，只好白天在輪胎行當學徒、晚上讀夜校，此時已經沒有太大的課業壓力，晚上回到家，洗澡後就能好好地睡覺，無形中啟動身體的自癒機制，重新回到健康狀態。

最近我的一名個案也是個學生，朋友的孩子正讀高二，因為有學測及自我期許的壓力，近期開始有胃痙攣、腸胃不適、焦慮和失眠狀況，看過醫生、吃了藥也沒有好轉，於是詢問我有沒有更好的方法。

這個孩子之前有介紹到朋友的中醫診所調理身體，屬於陰虛陽盛體質，容易出現熱證、體燥及相關症狀。

我便讓孩子做了花波情緒測試後，結果顯示他的現況「具有恐懼、害怕、焦慮，及想逃避的潛在因素」，於是請朋友多跟孩子聊一聊，瞭解為何給自己那麼大的壓力，多給孩子一點空間，不要因為過度期望孩子未來能上什麼學校，而讓孩子有莫大壓力。

同時理解到，如果孩子的身體真的很不舒服，同意讓孩子多加休息，有健康身體才有一切，並建議持續調理體質，讓身體恢復平和、不燥。

壓力，真的是導致身體生病的主因之一。

陰陽與健康，真的有關？

《素問 ·陰陽應象大論》說:「陰陽者，天地之道也，萬物之綱紀，變化之父母，生殺之本始，神明之府也，治病必求於本。」

陰陽是古人根據宇宙的變化、發展規律、經過長時間的觀察，所提出來的簡單樸素的思想，並推論天地之間原本是處於沒有任何物質的混沌狀態，因為有了陰陽，才開始有了互相作用、因而相生、互為相總，並不斷運行，產生變化。此消彼長、此長彼消，周而復始、生生不息。

陰陽在天地之間，日夜與四季，有「氣」的存在，並且不斷運作，這看不見、摸不著卻又真實存有的氣，因日夜、季節、地理環境不同，傳遞出不同的頻率節奏，牽動人們的日常生活，就像量子糾纏一樣，天地人相互影響，相互變化與感應。

現代養生學如果可以落實在日常，學習古人因應日夜的更替作息，調整春夏秋冬變換及寒熱來選擇當令飲食，並穿搭合適衣物，這就是堅守正確的養生之道。

若是我們能夠順應大自然的時序變化，依循「順之天理」、「應之自然」的養生原則，身體就能與天地同頻而長養正氣，讓自己維持健康狀態。

《黃帝內經》12 時辰與經絡，排毒、養生與自癒

《黃帝內經》中的「子午流注」，將一天分成 12 個時辰，同時與人體 12 條主要經絡相互對應，每個時辰都會有主要運行的經絡，作為連結臟腑、運行氣血的通道。若是能夠依循「子午流注」的辨證循經，關照身體各處，自能輕鬆養護元氣。

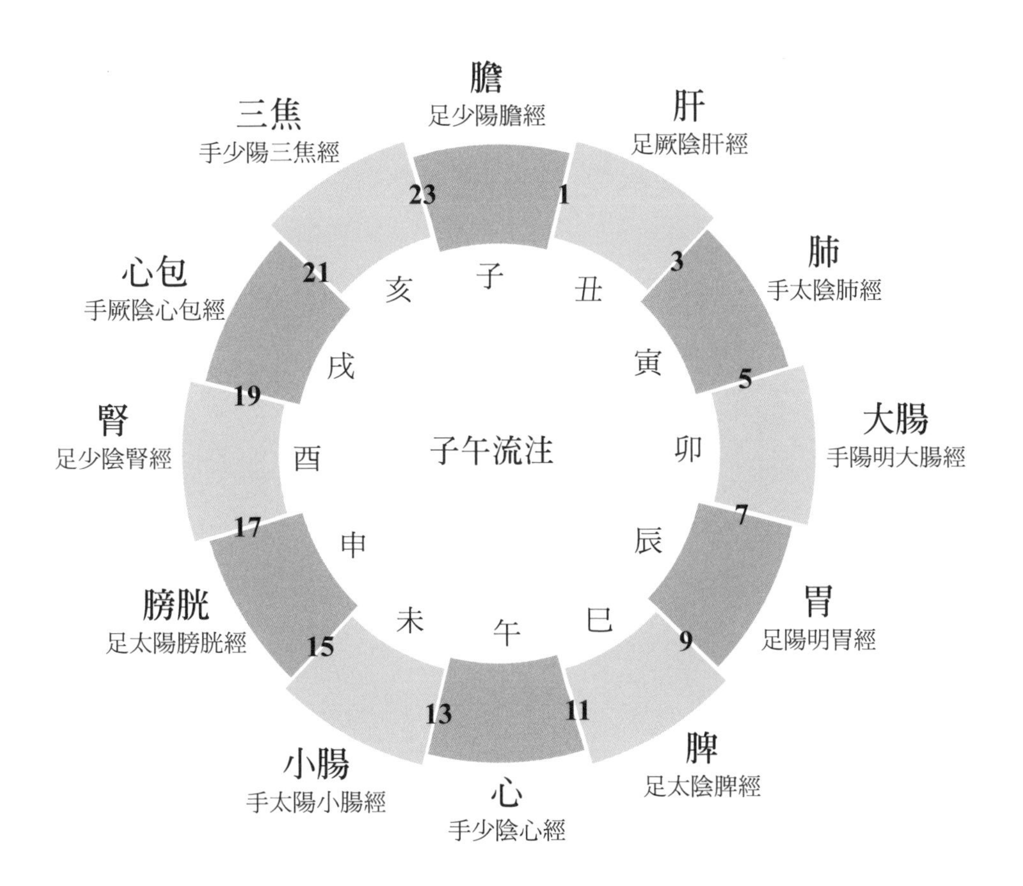

圖 3-1 《黃帝內經》子午流注圖

以下分述12個時辰養生法，一窺老祖先流傳下來的時間醫學：

◎23點～1點（子時）：足少陽膽經

「膽為少陽春生之氣」，此時天地磁場最強，正是膽經排毒的最佳時機，此時應該要進入睡眠期。

中醫也說：「膽有多清，脈有多清。」這個時間不建議再吃東西，讓身體開始有充分的休養，完成代謝與循環。

◎1點～3點（丑時）：足厥陰肝經

「人臥則血歸於肝」，肝藏血，主疏泄，此時也是重要的排毒階段，在深睡眠中修護肝臟。因為肝膽互為表裡，延續23點的身體淨化程序，就能蓄養明日的精、氣、神。

◎3點～5點（寅時）：手太陰肺經

此時身體進入陽盛陰衰之時，體溫、脈搏和呼吸都呈現低穩的狀態，完成「肺朝百脈」運行，排出濁氣、吸入清氣，進而使氣血充足。

◎5點～7點（卯時）：手陽明大腸經

「開天門，開地戶。」此時氣血注入大腸經，也是開啟一日的清晨時分，適合清熱滑腸，許多人都是在這個時間點順利排便。大腸主津，可以喝上一杯溫開水，幫助疏泄。

◎7點～9點（辰時）：足陽明胃經

一日之計在於晨，健康的人都需要享受一份美味營養的早點，幫助腸胃營養的吸收，令自己活力充沛，元氣滿滿。

◎ 9 點～ 11 點（巳時）：足太陰脾經

脾經當令，脾是後天之本，負責轉化食物與生血，應避免燥熱及辛辣刺激性食物。此時，也是專注力最佳的黃金期，適合學習或工作。

◎ 11 點～ 13 點（午時）：手少陰心經

小腸和心臟互為表裡，午飯後避免劇烈運動，適合小睡小歇，有助於養心，同時能維持氣血運行的和諧。

◎ 13 點～ 15 點（未時）：手太陽小腸經

小腸主液，同時掌管大腦運作，可以多喝水提升血液運行，有助進行清濁與吸收的完成。

◎ 15 點～ 17 點（申時）：足太陽膀胱經

這是一天中第二個黃金階段，適合專注工作與學習。此時，人體會透過膀胱排泄身體的毒素與廢物，可以多飲水幫助疏泄，促進代謝。

◎ 17 點～ 19 點（酉時）：足少陰腎經

腎乃先天之本，此時不宜過度勞累，中醫說腎藏精，主宰生殖與發育，可透過呼息調頻，進而調節陰陽能量。

◎ 19 點～ 21 點（戌時）：手厥陰心包經

心包又稱「膻中」，大致是心臟的空間，此時晚餐不宜過度豐盛，飯後稍作休息，適當地散步，為美好的睡眠預做準備。

◎ 21 點至 23 點（亥時）：手少陽三焦經

三焦是上半身的空間指涉，包含上焦心肺、中焦脾肝、下焦肝腎，正所謂三焦通百脈，此時要安五臟，讓百脈能夠充分休養，也不要再喝太多的水分，以利睡眠。

基本上，在治未病、預防保健的情況下，日常起居若能透過《黃帝內經》12 時辰養生法，未病先防、調養身體，將有助臟腑排毒、心理調頻，找回自癒力。如果發現身體已有嚴重症狀或明顯病兆，仍應趕緊尋求專科醫生的協助，才能給予立即性的治療，進一步找回健康。

子午流注與經絡、臟腑參照表

時辰	時段	經絡	臟腑
子	23:00–01:00	足少陽膽經	膽
丑	01:00–03:00	足厥陰肝經	肝
寅	03:00–05:00	手太陰肺經	肺
卯	05:00–07:00	手陽明大腸經	大腸
辰	07:00–09:00	足陽明胃經	胃
巳	09:00–11:00	足太陰脾經	脾
午	11:00–13:00	手少陰心經	心
未	13:00–15:00	手太陽小腸經	小腸
申	15:00–17:00	足太陽膀胱經	膀胱
酉	17:00–19:00	足少陰腎經	腎
戌	19:00–21:00	手厥陰心包經	心包
亥	21:00–23:00	手少陽三焦經	三焦

3-3

形與神俱，身心靈健康之道

《黃帝內經》說：「形與神俱，才能盡終其天年。」

古人沒有身心靈的概念，但很清楚健康長壽的道理，是要「形」與「神」兼俱，達到現代人說的身心靈合一，才是真正的健康。

因此，法於陰陽、和於術數，道法自然才是養生健康的基礎。

什麼是「食飲有節」？

當我們調養心神與天地同頻後，身體上的照顧更是重要，可以參照《黃帝內經》的「食飲有節，起居有常，不妄作勞」養生箴言。

飲食是人體營養物質的主要來源，也是保持身體健康的重要基礎。我們所吃的物質，進入身體後，經由脾胃等消化系統，化為水谷之精幫助透過氣血運載至全身，提供養分、維持生命。

什麼時間吃？吃什麼？就是一門學問，現代已經有營養學的專門學科來教導一般人如何健康食飲，可見一斑。

那麼，我們應該在什麼時間吃飯呢？從小到大，我們都是被教導三餐正常飲食，早上大約 7 點早餐、中午 12 點到 1 點午餐、晚上 6 點晚餐，然後不再進食，並於 11 點上床睡覺。

前面提及那對長壽健康的老夫妻，也是依循《黃帝內經》12 時辰養生法，差別在於晚餐吃得很少，因為準備睡覺了，吃多了不好睡。下午之後也不喝茶、更別說咖啡了，最好的飲料就是水。

我們又應吃些什麼食物？古人食飲是有什麼吃什麼，簡單也正常。但是，我們現代人，食飲的選擇太多樣了。飲料不甜不喝、沒有味道不喝，更別說只喝白開水了，還要一天喝 2,000 毫升。

然而，現在的蔬菜、肉品、魚類中，含有農藥、重金屬、塑化劑的不在少數，加工食品、經過精煉的油品、含有反式脂肪的食品、各種化學調劑的調味料，充斥在我們的日常飲食中。

現代人容易因細胞毒素超載、新陳代謝功能異常，造成毒素堆積體內，而得到各類慢性病。因此，為了身體健康，選對食物絕對是一門重要的功課。

舉例來說，可以盡量食用原形、非加工的食品，蔬菜、魚肉向合格攤販購買，飲食盡量清淡、少用調味料。

上班族因為工作老是在外，只能選擇外食，更要挑選健康餐，飲食也必須多樣化，一如健康飲食指南教導的原則，均衡攝取蔬菜、水果、蛋白質、脂類、膳食纖維等，以免長期的營養失調，對身體產生危害。

人體講求平衡，所以食飲進入身體的水分、食物，應該要有進、也要有出，才能避免水腫、便祕等情事。其次要「定時定量，寒溫適中」，切勿暴飲暴食或不足。

過飢或過飽都會對身體造成危害，食物的溫度也不可過熱或過涼，要做到寒溫適中，以滋養身體。

除了營養均衡不偏廢之外，同時順應節氣吃當季的食物，例如：

春天養肝，多吃綠色蔬果，清淡飲食，幫助疏泄；夏天養心，可以紅色蔬果為主，幫助補血益氣；秋天養肺，食用白色蔬果，幫助潤肺清燥；冬天養腎，多吃黑色食物，幫助補腎益精；四季皆需養脾，應搭配季節變化，常吃黃色食物，幫助益脾健胃。

什麼是「起居有常」？

人於天地之中，以陰陽時辰、子午流柱養生法做為生活作息，應該最為合適，子時前就寢睡覺、卯時未過前，大約早上 6 點鐘起床，一天保持有 7 個小時的深層睡眠，再搭配午時時間，稍做休息，是最好作息時間。

此外，也要注意住的品質，睡覺、休息地方如果過於髒亂、潮濕，都不利身體調養。尤其是濕氣，台灣氣候溫暖潮濕，室內濕度經常高達 75%以上，若是居住在濕氣重的環境，容易導致屋內充滿黴菌，引發疾病上身，例如：頭昏、頭痛、記憶力不佳、容易疲倦等，嚴重可能還會引起腹瀉、結膜炎、皮疹、呼吸道疾病等。

事實上，室內空間的濕度只要高於 60%以上就容易生長黴菌，可以準備濕度計方便觀察，甚至是除濕設備，以維持室內在一定的乾濕度範圍，寢具也要定期清洗、曬太陽。

我有一對夫妻朋友，先生經常感到疲倦、睡再多也沒有飽足感，老是腰痠背痛，後來經過瞭解，問題出在居家環境過於潮濕，窗台、置物櫃、衣服都有黴菌、黴斑，進一步瞭解，身體長期患有皮疹問題。

後來經過建議，室內增加除濕機、丟棄已發霉衣物及更換寢具，並監控室內濕度與空氣品質，經過幾個月後，身體狀況改善許多。

另外，還有一個最容易疏忽的地方，就是室內環境的毒素致癌因子。這裡分享一則新聞案例，補充說明這個事件：

一名腎臟科醫生在健康談話性節目，曾分享一則臨床案例。

35歲男子時常感到疲倦，伴有下肢水腫問題，於是尋求醫生協助。問診後發現，一年前搬入新家的他，此後就經常感冒，懷孕的太太不久後也流產。

抽血檢驗報告出爐，發現他的肝功能指數異常，觸診發現頸部有不規則硬塊，切片檢查確診為鼻咽癌二期，隨後進行放療。

他百思不得其解，平日不菸不酒、均衡飲食、作息正常，為什麼癌症會找上門？追根究柢，問題可能出在屋內的裝潢、塗裝過程中，使用了大量的甲醛，導致身體免疫力下降，本來肝腎功能就不好的他，排毒失常，引發了細胞的癌變，太太也是因為甲醛中毒，造成流產……。

由此可見，養生要從日常做起，不單單只是充足睡眠、睡對時間，還包括居家環境的毒素問題，稍有不慎，都會引爆健康危機。

什麼是「不妄作勞」？

平常不要違反常規地過度勞動，以「形勞而不倦」作為一個參考基準，就是「不妄作勞」。

「形勞」就是指身體勞動要符合「日出而作、日落而息」，並且不會感到過於疲倦。而且「日出而作」符合現今營養學與養生學的觀點，人類只要暴露在陽光下 10 分鐘，自身即可合成足夠的維生素 D【註 23】，幫助達到健康。

「不妄作勞」還包含以下幾點，不要過度使用身體，一如《素問．宣明五氣篇》中說的「久視傷血、久臥傷氣、久坐傷肉、久立傷骨、久行傷筋」等五勞，都是太過所致。

因為現代人工作緊湊又繁忙，上班族必須長期使用電腦與電子產品，導致久視、久坐；或是服務性質工作，需要久立、久站。長時間過度使用身體，將影響各部組織的正常舒展，有礙健康。

◎**久視傷血：**長時間用眼看東西，尤其是電腦、手機、電視等 3C 產品，將會影響視力、眼睛，輕微者視物模糊、雙眼乾澀，嚴重者可能會導致青光眼、白內障。另外肝主血，眼睛視力是否正常，跟肝的疏泄及肝血滋養有關。

【註 23】維生素 D：屬於脂溶性維生素，可促進骨骼、牙齒健康，也是控制鈣質吸收、維持鈣磷平衡的重要物質。因此，補充維生素 D 可預防骨質流失、骨質疏鬆、佝僂病、成人骨軟化症等。

另外，維生素 D 有助調節大腦、神經與免疫系統，協助維持心肺功能與血管健康。

◎久臥傷氣：長時間老躺著不動，氣脈運行不起來，也沒有足夠的動能產生能量，讓氣運作、暢行，導致身體正氣受損。

◎久坐傷肉：喜愛久坐不動的人，大多是因為「懶」，認為這就是放鬆的極致狀態。然而，長時間久坐、久臥，將不利身體宗氣運行，進而傷害脾胃等消化系統。若是脾虛或濕氣太重，堆積在腹部、臀部，新陳代謝減緩，身體廢物與毒素持續累積，不只會變得越來越胖，還會招惹疾病上身。

◎久立傷骨：長時間以同一姿勢持續站立，容易傷害到腰部、骨頭、脛骨等。因為腎藏精、精生髓、髓養骨，腎臟也會因為久立而元氣大傷。

◎久行傷筋：若是一直勞動、沒有休息，導致身體過度勞累，肝臟也會受到波及，又因為「肝主筋，其華在爪」，所以會傷及筋骨。

因此，勞力方面要有勞有逸，勞逸適度；如果過勞耗氣，過度安逸都會傷氣。另外，也不要過度勞心，勞心則思慮過多、思考過度，而會傷脾。

中醫常說：「生命三寶是精、氣、神。」精氣神是生命根本，是維繫人體的重要關鍵，也是展現一個人的外在氣色、內在能量的狀態。

若是想要維護精氣神的飽滿與充足，首先就要避免上述的五勞，並且持之以恆地保持良好生活習慣。

形與神俱，才能身心靈健康

綜合以上結論，「形與神俱」是身心靈健康的基礎。

因此，除了做到「食飲有節，起居有常，不妄作勞」的身體照顧外，本書【輯二】更談到了如何讓情志平和，讓情緒波動在人的心理可承受範圍內，以免情志太過，進而影響五臟健康。

同時，回想到【輯一】所談論的量子糾纏、量子意識與情緒之間的關聯，如何影響身體健康，一併在這裡做統合性的整理。

正如「圖 3-2」所示，人的身體處於社會的環境中，身體內還有心靈層面要維護、照顧，但除了我們與生俱來的特質，形成的既有個性，身體也有因為先天及後天綜合而成的體質，並在社會化【註 24】的過程，型塑出現在的我，這個「我」有自己獨特的人格、情緒特質。

現代人不乏在求學、工作、人際、婚姻上有許多困擾，根據美國前三大求助心理醫生的問題，分別是：婚姻、工作與喪親，就可窺知一二。

因此，當自己受到各種人、事、物、環境的影響，衍生出相應問題之後，便在意識中形成負面念想，導致情志產生各種變化，最後造

【註 24】社會化（Socialization）：又稱社教化，隸屬社會學、社會心理學、人類學、政治學與教育學範疇等名詞。社會化是個體對於社會的理解與認識，學習扮演不同角色的過程，同時會因為成長背景、社會文化、時空環境而改變。

成七情內傷。

如果可以看到自己問題、轉變正向意識、勇敢面對問題、積極處理問題，就能讓自己「揚升意識緯度」。

若能從「高處」看向「低處」，那麼低處的人、事、物將影響不了我，如果還能找回自己、做回自己，讓自己形與神俱、身心靈合一，就能達到真正的健康。

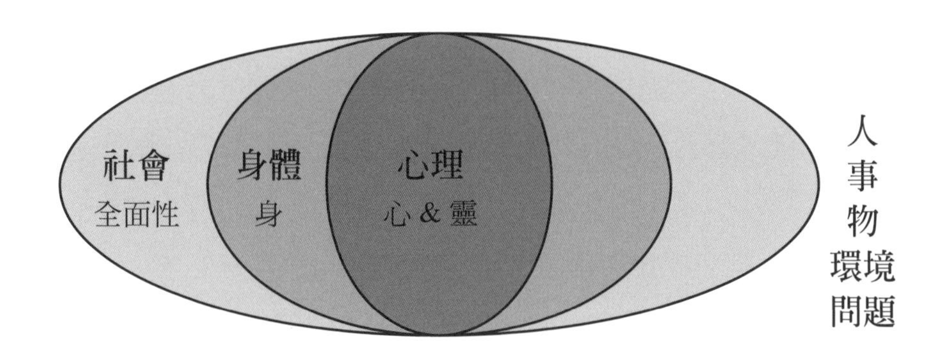

圖 3-2

WHO 在 1948 年 4 月 7 日生效的《組織法》
對健康的定義，與身心靈健康關係圖。

心念頻率，帶引正向療癒能量

因為在教學及協助個案情緒調頻過程中，大部分的個案主要都是工作、家庭、孩子、夫妻、課業衍生的壓力，所導致的情緒問題，或者是本身人格特質衍生的情緒造成的障礙，讓自己流於負面思考。

因此，我分享與教導他們，如何看見自己、瞭解自己、為自己調頻，讓更多的正向能量同頻共振，幫助自己大事化小、小事化無。

人生有很多看似棘手的事情，只要心念一轉，自然能柳暗花明又一村。煩惱的事情還在，卻已經困擾不了自己了。不過，也有很多人會說：「我就是這樣個性，一輩子也改不了。」

根據 80 ／ 20 法則，確實有 20%的人難以轉變，甚至要耗費心力才能有所轉變。因此，建議無須耗費心力在那 20%的人身上，若是他自己都不想變好，又何苦耗費心力去證明「我有能力轉變一個人」？

只有自己能幫助自己解決問題，願意自救的人，旁邊的人才能幫得上忙。只有自己可以正心正念，才能調頻自己的人生，自我療育。

有一位中醫師教授，他就嚴正拒絕替以下 3 種病人看診：

◎頑固不化、不遵從醫囑者不看

老師說，他的時間很寶貴，每天看診時間有限，不想浪費時間在那些一直來看病，卻堅持己見、不遵從醫囑的病患。

◎看到一疊厚厚病例，看了很多醫生，病也看不好的人

有些人，就是喜歡看醫生、喜歡拿藥，然而中醫調理慢性病需要時間，找到並信賴一位好醫生，用3、5年調理身體，或者讓病情穩定，其實並不是一件難事。慢性病的形成，也不是3、5年就造成，而是長久不良的生活習慣、飲食習慣、個性所造成。如果，我們要用5年、10年的時間，形成所謂的慢性病，怎麼只想要快速地恢復健康呢？

◎身體極度虛弱、病症嚴重，以非他能力所及可診治的病患

老師說，人要有自知之明，能力到哪裡？自己最清楚，沒能力看的病人，也別耽誤人家了。

自己從事自然醫學領域、學習中醫，是希望從正確的健康養生觀，推廣未病先防的「治未病」觀念，藉由自己多年累積各項對健康有幫助的知識及專業，推廣身心靈健康療育執行做法，例如：健康養生旅遊、身心健康風險管理諮詢、花波情緒諮詢、自然醫學觀念推廣與教學、中醫體質博士後研究等。

花波輔助療法，帶動正向頻率

一位企業界好友老李，多年前因為對製酒事業的喜愛，投資酒廠，一開始外銷中國、東南亞，似乎前景大好。

只是後來市場風向改變，銷售額並不如預期，公司出現長期虧損，令他備感壓力，慢慢地就出現心悸、心律不整的情形，還伴有胃食道逆流的症狀，已經好幾年沒有好好睡上一覺了，整個人愁眉苦臉，好像頭上有揮之不去的陰影。

那次剛好一同出遊，行程第一天，我們在咖啡館稍事休息，同時閒話家常。聽他說起長期困擾自身的問題，我便分享《黃帝內經》12 時辰養生法的概念，並提供舒緩壓力花波【註 25】讓他使用。

本來還心心念念公司事務的他，或許是一番養生話題起了作用，他感到壓力獲得舒解，慢慢地心悸也緩和了許多，心情也就沒有那麼緊張，才開始有了度假的感覺。

當天晚上，他試著在 10 點就讓腦袋完全放空，果然在 11 點多就緩緩地進入夢鄉，不像之前老是在床上翻來覆去，到了凌晨還不成眠。

後來幾天，他的身心頻率調整回來後，開始能夠展現正面情緒，整個人一掃陰霾，有種煥然一新的感受，見到我還會笑著說：「謝謝你的《黃帝內經》與舒緩壓力花波，這趟旅程讓我找回自己，真是值回票價啊！」

英國巴曲醫師（Dr. Edward Bach，1886—1936）認為，疾病的根源並非全然來自物質面，其中包括情緒與念想的信息，所造成的頻率失序，而這樣的共振，牽動著我們的健康關係，就像量子糾纏一樣。

因此，巴曲醫師針對內外情緒的調理，研發出 38 種對應花波，

【註 25】參照：許心華博士、謝昊霓博士所著《遇見巴曲花波：關於人格、脈輪、情緒與量子醫學實證》165 頁，提及舒緩壓力花波使用在過度熱衷、熱心、身心緊繃，被責任壓得喘不過氣，隱藏情緒、表面上看起來是快樂的，內在卻有著懷疑、沮喪、氣餒、缺乏熱忱、疲倦及精神勞累，生理及心理的精疲力竭。藉由舒緩壓力花波，協助放鬆心情、舒緩壓力，並提升活力。

成為花波療法的創始者，並開放全球一般民眾作為自我療癒使用。

花波，是將花朵的正向能量訊息，保存在水中，透過使用具有正向訊息能量的花波水，與身體產生同頻共振，幫助負面情緒轉變。巴曲醫師希望藉此療法指引，幫助正受情緒所苦的人，找到問題的源頭，幫助自己進行情緒上的「自我療癒」，隨時隨地為自己、家人、朋友帶來身心的舒緩。

1983 年，許心華博士將花波療法從日本帶回台灣，並於高雄醫學大學任教，在附設醫院成立「兒童心理衛生中心」時，將花波作為使用的一種自然療法，並從多年門診經驗彙整成簡單、容易理解的花波情緒調整口訣，提供後進學生使用。

個人師從許心華博士，從其多年門診經驗彙整的花波情緒調整口訣，實際應用在自己的個案研究、諮詢，從而有更多心得及感受，也作為自己教學的一門專科領域。

這樣的自癒理念，正與《黃帝內經》「做自己醫生」的期許一致，使得中西方文化也能相互匯通，並且跟量子糾纏的共振原理產生連結，傳遞正向的量子意識，幫助找回自己、揚升自己。

同時期待，融會身心靈全面整合的健康觀念，藉由作品傳達出健康掌握在自己手中、未病先防的自然醫學，其實真的很簡單，藉此實踐無病無痛的終極目標。

輯四

量子調頻，體質調攝

五運六氣與季節養護

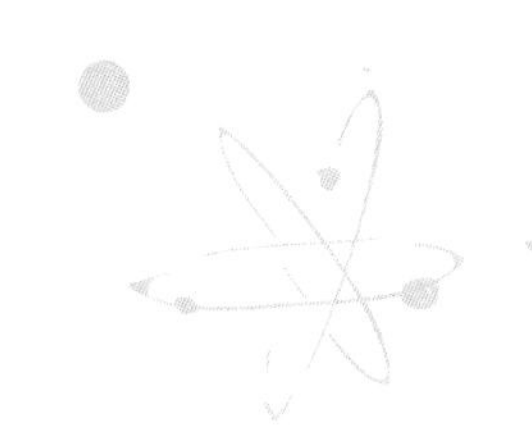

五運與季節的配對關係，分為：春溫屬木，夏熱屬火，長夏濕屬土，秋涼屬金，冬寒屬水，透過「五行生剋制化」而有「生、長、化、收、藏」5 種力量。六氣，則是概括大自然氣候呈現出的 6 種變化——風、寒、暑、濕、燥、火，若是六氣過盛，將會危害到人體健康。

五運六氣，正是一種運氣原理，提供人們準確推估疾病的發病規律，藉以因應防病之道。

4-1

養氣調息，開啟人類生機的共振循環

「你的氣色看起來不太好，沒什麼精神的樣子！」、「你的手摸起來好冰冷啊！」、「最近上下樓梯，走沒幾步路就容易喘……。」

現代人好像很容易有以上情況，想要有所改善，就要找出問題的癥結點，那麼到底是什麼原因引起的呢？

血為氣之母，人無氣則亡

中醫認為，我們的體內具有一股氣，這股氣就是一種循環能量，維持人類日常生命活動的基本元素。

氣和血並存於體內，在血脈中往復循環自成系統，用以推動、溫煦、防禦及固攝相關機能，確保人體正常運作。

「血」的功能可以讓全身各臟腑獲得充分的養分，並靠著「氣」的推動力運行，維持正常功能活動。因此，氣血之間有著密切關連性，才有「氣為血之帥，血為氣之母」的說法。

氣屬陽、血屬陰，陰陽之間形成一種自然平衡，相生相對且相互影響。氣在人體中是無形的存有，血則是有形的存在，靠著心臟的穩定跳動，讓氣血在血脈之中順利運行，周而復始、生生不息，以維持人類源源不絕的生命力。

中醫認為，氣的強弱對身體健康有正相關性。當人類自呱呱墜地、剪斷臍帶，跟母體正式分離的那一刻起，我們憑藉父母給予的先天精氣，加上鼻子吸入的氧氣、嘴巴吃進的養分，在人體循環系統中形成後天精氣，開始生命的旅程。

那些陪伴我們一生的事物，至關重要的就是「氣」。當氣進入肺部，在身體機能運作下與血液合而為一，進而完成養分的輸送，並將廢氣與廢棄物排出體外。古人發現，原來氣血就是生命能量、生命之本，因此才說：「木無氣則枯，人無氣則亡。」

氣血互為表裡，相生並存

關於「氣為血之帥」，由於氣可以生血，幫助血液生成;可以行血，推動血液循行；還可以攝血，固攝循行於脈管。因此，當氣的能量不足時，推動血液運行的力量就不夠，這時候很容易形成血瘀，進而阻塞血管，引發疾病。

不過，這樣的情形可以從體外察覺，像是老年人因為氣不如年輕時強勁有力，容易氣虛、氣滯，導致循環代謝失常，當體內黑色素無法順利排出，長期下來將使臉部、手部肌膚產生色斑，又稱作老人斑。

關於「血為氣之母」，則是因為血可以生氣與載氣。血幫助氣的生成，進而促使人體消化吸收營養物質，這些營養物質透過血的運行，為身體各器官輸送養分，就稱作「生氣」；氣存於血中，透過血液運行傳輸至全身上下，就是「載氣」。

因此，若是氣的能量增強，生血功能就會加強，使血液充足、能量飽滿；若是氣過於虛空，就會減弱生血的功能，容易造成血虛的情況。如果有這樣的問題，可以透過臉色暗沉、蠟黃、暈眩、心悸、手腳發冷、失眠、盜汗等症狀，加以察覺。

中醫在臨床上治療血虛時，常常會交互搭配補氣及補血的方劑，以獲得最佳效果，主要原因在於氣血互為陰陽表裡，有著相生並存的關係。

本書不談深入難懂的醫理，主要分享簡單的養生保健方法，協助大眾找出體質虛弱、亞健康的真正原因，以及如何藉由日常調養找回健康，就是本書冀望的宗旨。

行氣延年，提高身體的防禦能力

從前面談及的氣血關係，瞭解到正常情況下氣的活動規律，氣推動著血、血搭載著氣，在脈管中輸送氧氣與養分，幫助臟腑及各器官的正常運作。

如果一直維持這樣簡單平衡的關係，就像天地、日月、季節運行，持續周而復始，日復一日地汰舊更新，即是一種理想狀態。但是，由於過度消耗資源與破壞環境，地球已經生病了，衍生出了全球暖化、氣候變遷、溫室效應、聖嬰現象等，那些人類所不願面對的真相。

馬克・吐溫（Mark Twain）[註26]曾說：「會為你帶來麻煩的，不是未知的事實，而是被你信奉不疑的錯誤事實。」如今，我們已經知道人為因素為地球帶來危害，導致海嘯、地震、森林大火、瘟疫盛行等流行病大爆發。

當我們收回眼光，重新審視並微觀身體這個小宇宙，同樣也面臨到相同的問題！

生活中過度地忙碌，日夜顛倒、飲食失序、活動不足、居住環境不佳，身心靈失衡，各種負面情況加劇，危害並侵蝕我們的健康，一步步走向疾病的前路。

就我看來，事情並非到了不可轉圜的地步，現在就是我們修補破口的契機，提高身體防禦力的最佳時機。

說起來，造成身體失序的主因，正是水喝不夠！這裡的水，指的是正常白開水（非飲料或湯），促使血液濃度太高，氣血運行失常，加上休息不足，導致精神不濟，情緒也容易過度反應，平時攝取過量的碳水化合物，引發肥胖及代謝症候群等，三高、慢性病隨之上身。

以上情況都會對氣血的正常運作造成影響，進而造成陰陽失調，併發各種病兆，就像地球的極端氣候一樣，不是嗎？

引領氣學研究先驅的王唯工教授【註 27】曾提出，氣就是一種共振，西方醫學長久以來的流量理論局限了血液循環，共振理論很可能才是血液循環最合理的解釋，進一步闡述：「人體十大死因都與循環有關，

【註 26】馬克・吐溫（Mark Twain，1835 － 1910）：本名塞姆・朗赫恩・克萊門斯（Samuel Langhorne Clemens），美國的幽默大師、小說家、作家，被譽為奠定「美國人原型」的美國文學之父，著有《湯姆歷險記》、《頑童流浪記》、《乞丐王子》等膾炙人口的作品。

氣才是解決現代病的重點！」

由此可證，氣的重要性不言可喻。氣的來源有來自父母的先天之氣，幫助腎的能量俱足，還有來自飲食經脾胃消化系統所化的後天水谷之氣，以及經由呼吸道由肺吸入自然界的清氣。

這些不同的氣，在我們的體內形成能量，以元氣、宗氣、營氣、衛氣等形態存在於無形之中。

◎**元氣：**來自父母的先天之精所化之氣，也是人體中最根本、最重要的氣。隱藏在腎精之中，可以靠平時的養護修練，配合每日太陽升落時間，白天養陽、晚上養陰，或是搭配春夏秋冬的節氣養身，讓腎精之氣維持人體正常所需的能量，得以頤養天年，健康百歲以上。

◎**宗氣：**經呼吸道由肺吸入的自然界清氣、脾胃運化食物所生成的水谷之氣組合而成。位於胸部位置，可以幫助呼吸，同時推動血液運行，還能往下入腎幫助元氣。因此，宗氣非常重要，如果宗氣虛空，就會導致心肺功能失調，也無法幫助元氣強盛起來。

◎**營氣：**脈管中與血同行的氣，主要功能是轉化血液，跟著血液

【**註 27**】王唯工：美國約翰霍普金斯大學生物物理系博士、清華大學物理研究所碩士、台灣大學物理系學士，擔任中央研究院物理所研究員，在醫學工程領域多次獲國科會傑出獎，且因脈診之相關發明獲經濟部發明獎，並獲頒醫學工程學會韓偉服務獎章及文化部金鼎獎。著有《氣的樂章》、《水的漫舞》、《氣血的旋律》等書。

運行將養分帶到全身，滋養臟腑器官，維繫營養功能。

◎**衛氣：**位於全身每一個部分，是行於脈外的氣。這也是經由脾胃運化的水谷精微所化生，主要功能是幫助身體恢復充足能量、溫煦臟腑、護衛肌表，進而抗禦外邪入侵。

簡單來說，前面 4 種氣合稱為「正氣」，當正氣充足，就能有效防禦外界有害的邪氣進犯。

因此，《黃帝內經》才會說：「正氣內存，邪不可干，邪之所湊，其氣必虛。」意思就是，當人體的正氣強盛、臟腑功能正常、氣血流暢通順，衛氣就具備堅固的守備能量，外邪自然難以入侵，也就不會發生疾病。因此，當我們產生疾病的症狀，可能是因為正氣虛弱，衛氣無法抵禦邪氣，邪氣才能乘虛而入。

養氣即養生，日常實修與動作練習

那麼，我們該如何養氣？養氣就是養生，養正氣能讓身體充滿能量，自然就能健康無病。

坊間養氣的方法很多，個人認為越簡單越好，而且越容易操作，越能持之以恆。尤其是現代人的生活相當忙碌，太過複雜的事情，反而難以達成。

因此，推薦以下 2 種簡單方法，透過量子共振原理，以意導氣，作為日常養氣調頻的動作練習，達到「行氣以延年」的期許。

◎實修練習一：甩手與掐指

台灣大學前校長李嗣涔教授多年來一直推廣的養氣之道，也是一種很簡單的運動。

步驟：

1、雙腳打開與肩同寬、兩手臂自然下垂，雙手掌心向內。

2、慢慢將兩手平舉到胸前（不超過心臟高度），拇指掐食指指腹，配合甩手 4 次，第 5 次自然蹲下。

3、5 次一蹲為一回，10 回為一個循環。

4、進行第 2 個循環時，改掐中指指腹；第 3 個循環時，改掐無名指指腹；第 4 個循環時，改掐小指指腹。

5、以上完成一次約需要 10 分鐘，有助氣行全身，回轉平衡韻律。如能早中晚各來一次、持續一生，將能永保健康。

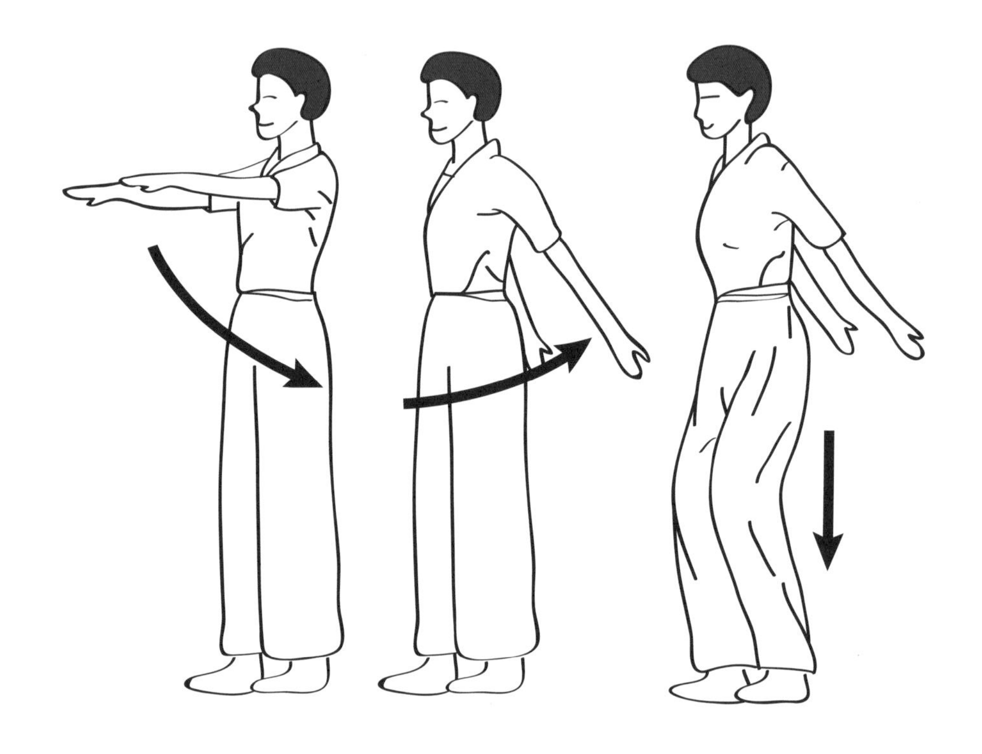

圖 4-1 甩手與掐指

5 次一蹲為一回，10 回為一循環，
每個循環改換掐指位置（食指、中指、無名指、小指），
同時配合呼吸。

◎實修練習二：站樁固氣

這是目前很多養生協會及中醫師推廣的養氣方法，讓身體如木樁站立不動，幫助內調氣息，也是一種很簡單的靜心靜態的運動。

步驟：

1、頭正、頸直、肩膀放鬆，雙腳打開與肩同寬，兩膝關節微彎下沉。

2、小腹放鬆、腰背微張，雙眼微閉、內觀鼻心，雙手微舉抱於胸前，無思無慮，放空心靜。

3、站樁時請配合呼吸，舌頭抵住上顎，吸氣時提肛（兩臀肌肉夾緊），呼氣放鬆（兩臀肌肉放鬆），吐納呼吸時做到深、柔、細、長，不疾不徐。

4、站樁和吐納在每天早上的 6 點到 7 點為佳，每次持續 15 至 30 分鐘（視身體狀況而定）。目的是通過氣的作用使體內的廢物、毒素排出體外，平衡人體免疫功能，啟動自癒力。

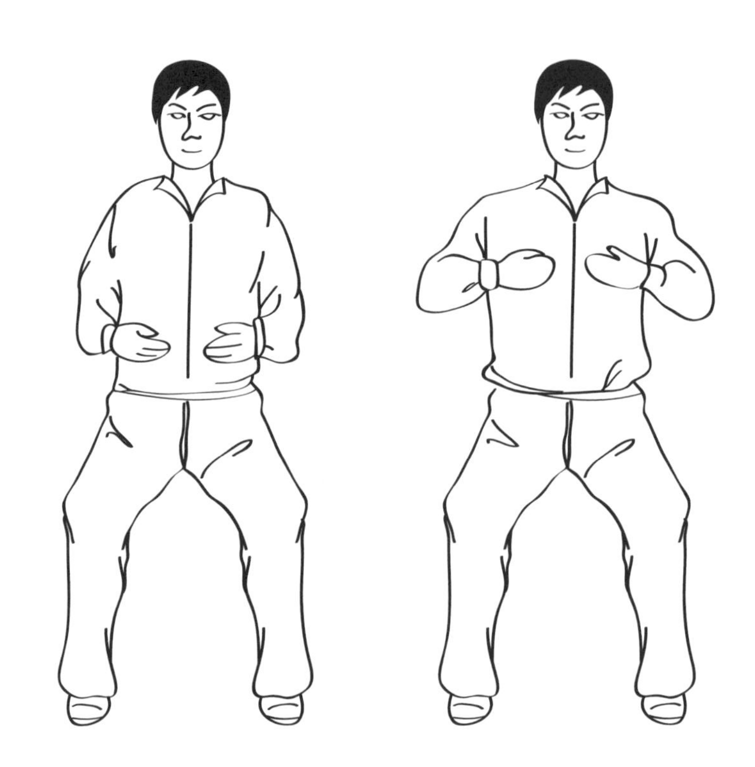

圖 4-2 站樁固氣

雙眼微閉內觀鼻心，並配合呼吸，
舌頭抵住上顎，吸氣時提肛，呼氣放鬆，
吐納呼吸時做到深、柔、細、長，不疾不徐。

以上 2 種操作方式，因為簡單，所以有許多衍伸變化的方式，可以找到最喜歡的方式勤加練習。

如果覺得 2 種方法還是過於困難，退而求其次，每天利用空閒時間快走（建議飯後不要馬上走，先休息一下、消化一下再走），目前許多醫學報告研究，走路有益健康，主要原因還是在於「動」。

正如《黃帝內經》闡述的健康真理：「陰之與陽也，異名同類，上下相會，經絡之相貫，如環無端。」陰陽上下互相會合，經絡之間互相聯貫，動則利於氣血循環，增加身體循環代謝率，再搭配適當的飲水，增加血液中的水分，讓氣血循環時，還能清理一下血管，帶走廢物及毒素，形成一個正向循環，對於人體健康一定有所助益。

4-2

九大體質分型，對應施治與養護

唐代藥王孫思邈曾說：「消未起之患，治未病之疾，醫之於無事之前，不追於既逝之後。」這樣的醫理概念，可說與《黃帝內經》「治未病」理念一脈相承。

當我們要做到「醫之於無事之前」，就必須瞭解自己的體質現況，才能於日常對應施治與養護，用最小的成本達到健康養生的最大效果。

體質判別，治標兼治本

人出生於地球之上，自然會受到地理環境、日月陰陽、季候節氣、遺傳等先天因素所影響。

所以，在我們出生的時候，就會有著隸屬於個人的「先天體質」，再依照之後的生長條件，例如：飲食、生活、作息、環境等變化，而長養出「後天體質」。

因此，假使有人出生在夏季，天氣燥熱難擋，他的體質大多就會偏於熱，屬於陽性體質；假使有人出生在冬季，天氣刺骨寒冷，他的體質大多會偏寒，屬於陰性體質。

再者，假如出生的時候，因為帶著某些遺傳性基因，可能就會帶有先天的特稟（過敏）體質。又或者是早產、先天不良出生的孩子，可能會有氣虛體質等狀況。

如果在出生前，能夠安然地在母體中受到良好的照護與調養，出生時大致就會屬於平和體質。

《黃帝內經》提到，人在生命本源之初，有來自於先天父母之精，還會受到天地陰陽、四時節氣的影響。於是，在出生的當下，就具備了先天特質與體質。

我們可以從黃帝與岐伯的對話中，窺知一二：

黃帝問於少師曰：「余聞人之生也，有剛有柔，有弱有強，有短有長，有陰有陽，願聞其方。」

少師答曰：「陰中有陰，陽中有陽，審知陰陽，刺之有方。得病所始，刺之有理。謹度病端，與時相應。內合於五臟六腑，外合於筋骨皮膚。是故內有陰陽，外亦有陰陽。在內者，五臟為陰，六腑為陽。在外者，筋骨為陰，皮膚為陽。」

一個人的長成過程，性格上有剛有柔，體質上則有強有弱，身材上有高矮胖瘦，並有陰陽之分。

正所謂：「陰中有陽，陽中有陰，貴在陰陽調和。」察覺疾病發生的初始，做出診治與養生的對應方法，並且留意到四時節氣的變化，這些都是陰陽平衡的健康體現！

人體裡面有陰陽的區分，五臟為陰，六腑為陽；人體外面也有陰陽的分別，筋骨為陰，皮膚為陽。因此，陰經或陽經的治療與經絡取穴位置，就各有差別了。

假使先天具備良好體質，後天又能夠照顧得好，通常可以維持平和體質，偶有小病。

假使先天具備良好體質，後天卻沒有照顧好，日常作息差、飲食不佳、不愛運動、情緒管理也沒有很好，最後可能會形成陽虛、陰虛、血瘀、痰濕、濕熱等體質狀況。

有人會問：「我要如何知道自己的先天體質呢？」下面分享一個簡單的判別方式，提供讀者做簡單的判讀。

根據整體性的覺察過程，當我們判別了自身先天體質之後，再隨著飲食、生活、作息、環境等後天進行調整，進而改善偏去的體質，找回平衡狀態，達到標本兼治的理想期待。

調攝體質，找到適合自己的養生方式

目前對於體質的判定，坊間有很多種方式。有的依照出生年分、五行體質，有的依八字四柱等，但這裡所談的先天與後天體質，採用的是中醫學家王琦教授【註28】的九大體質，主要想讓一般大眾能夠容易理解，並加以運用。

瞭解自己現在的體質，有助於隨時調整生活作息、食飲習慣，透過長期簡單慢調的方式，讓自己恢復到平和狀態。不管先天體質如何，

【註28】王琦（1943—）：中醫學家，北京中醫藥大學終身教授、主任醫師、研究員。構建並完善了中醫體質學、中醫男科學、中醫藏象學、中醫腹診學四大學術體系，被譽為國醫大師。著有《中醫體質學》、《中國腹診》、《中醫男科學》、《中華中醫男科叢書》、《王琦男科學》、《男科中西醫匯通》等書。

如果後天非常注重調養，仍可以調攝體質，回到正常並趨近於平和，並且藉由瞭解自己所在的環境、季節變化，適時搭配節氣，做出適切的應變，就是最適合自己的養生方式，感覺舒服是最怡然自得的養生法。

中醫理論大致以「陰／陽」、「表／裡」、「寒／熱」、「虛／實」等八綱辨證，簡單區分一個人的狀況，依此延伸出九大分型，作為日常調攝體質的參考。

在九大體質中，以平和體質是我們想要的健康狀態，但在生活過程，因為食飲、作息、生活等習慣，還有情緒及環境因素，導致體質有所偏頗，就讓我們簡單瞭解關於體質的分類。

◎平和體質——外在表現是精力充沛、活力十足、健康樂觀的類型

體內精氣神俱足，外在精力充沛、性格開朗，遇到事情不慌亂、處之泰然，平常神清氣爽、很少生病，陰陽平衡、不偏不倚，就是平和體質。

這種屬性的人，只需要持續保持，注意不要有過度食飲、生活、作息及情志上的失調，基本上都能長期維持。

⊙可能形成問題：身體免疫力佳，有好的自癒能力，偶有外邪傷感，也能很快恢復。

⊙日常養護因應：維持食飲有節、起居有常、適當運動、情緒平和，讓身心靈合一健康。

⊙**體質養生食療**：體質平和，可不忌口，配合節氣吃季節蔬果，但建議少吃糖類、油炸物。

◎氣虛體質——說話氣短無力、動不動就容易疲倦的類型

體弱無氣、平常精神不濟、容易疲倦、打哈欠，走路或勞動容易累和喘，耐力較為不足。

因為氣的固攝能力不足，坐著也容易出汗，甚至頻尿，稍微受到風寒也容易感冒、恢復期長，屬於能量低弱，能坐著就盡量不動，肌肉呈現鬆軟不實，不耐受風、寒、暑、濕等邪氣，在性格上容易內向、不喜歡冒險。

⊙**可能形成問題**：容易有感冒、腹瀉、失眠、頻尿、貧血、憂鬱等。

⊙**日常養護因應**：從調氣的簡單運動開始，如甩手、站樁等，定期旅行讓心情開朗，也能增加能量。工作繁忙、生活有壓力容易再形成氣鬱，如因為一點小事就放在心中造成多思、多慮，影響脾胃的消化能力。因此，平日要有屬於自己調整情緒的方法，可以是定期三五好友相聚，讓心情放鬆，也可以看電影、聽音樂、閱讀，進而改善體質問題。

⊙**體質養生食療**：補氣常用黃耆、山藥，如黃耆山藥排骨湯、山藥蘿蔔燉雞湯等。如果有嚴重氣虛問題，仍然建議就近找尋中醫師協助診斷調理，因為氣虛表現位置不同，可能是不同臟腑的氣虛表現，如肺氣虛、脾氣虛、腎氣虛等，以更適切的方式，全面性調理體質。

◎陽虛體質——時常感到手腳冰冷、身體不耐寒的類型

身體怕冷、四肢怕冷，甚至頸部及腰背也怕冷，更怕有風吹來，這是因為體內的陽衛之氣不足所致。

所以，體內熱能不足、手腳冰冷，甚至腹部也是冰冷，尤其是晚上天氣較涼、有風，都會感到渾身不舒服，腹部如果著涼就會疼痛，平時會把自己包得緊緊。有人甚至容易吃到冰冷、寒涼性質食物，就會腹瀉，所以喜歡熱飲。面色偏白、肌肉鬆軟不實，可能有微胖、耐夏不耐冬的情況，因此易受風、寒、濕邪影響，也容易精神不振，性格上多沉靜寡言、內向。

⊙可能形成問題：因脾胃陽虛而腹瀉、打嗝。女性容易經痛、男性則性功能衰弱。腎陽虛可能還會有腰痠背痛等情況。有些人因為熬夜、喜歡冷飲，或冬天沒有做好保暖而損耗身體，也可能因為陽氣過度耗損，而成為陽虛體質。

⊙日常養護因應：平日可透過走路等運動，多曬太陽，注意不要戴帽子，讓陽氣從頭頂百會穴進入，有效滋養陽氣。陽虛質比較不會感到口渴，溫水的補充也很重要，也可以穿襪防止腳部受寒。

⊙體質養生食療：多食性溫食物、常喝薑湯，如山藥五穀粥、當歸生薑羊肉湯等。

◎陰虛體質——感到手心發熱、身體燥熱、不太怕冷的類型

手腳心熱、口乾舌燥、身體缺水，明明已經喝水、仍然感到口渴，

這是陰虛特有狀況。

這種人看起來很健康、充滿精力，但是因為缺水，所以體內會呈現熱燥，容易心煩、急躁、易怒，甚至容易出現眼睛乾澀、皮膚乾燥、視物昏花（容易被誤認是老花）、便祕等，夜晚則容易失眠、盜汗，故耐冬不耐夏，也不耐受暑、熱、燥邪，性格上多活潑、外向、好動。

⊙**可能形成問題：**容易因缺水體燥而有便秘、口瘡、甲亢、紅斑性狼瘡、失眠、焦慮等。

⊙**日常養護因應：**多喝水、多運動（因陽盛陰衰，運動時間可選擇在早晨、黃昏），增加身體的排毒與疏泄，提升循環代謝率。夏天或燥熱不好入眠，睡覺時建議開啟適當溫度空調。

⊙**體質對症食療：**首要避免吃烤炸、麻辣等食物，避免再次上火。可多食用綠豆、冬瓜湯等清熱、降火、緩燥的食物，例如蓮子百合煲瘦肉、苦瓜排骨湯等。

◎痰濕體質——看起來身體肥胖、小腹很大、身體容易長痘痘的類型

痰濕是脾運化水濕的功能失調，造成內濕停滯，使痰和濕凝聚一起，形成具有黏膩、阻滯特性，在體內會引發其他病變。

這種人的面部肌膚油脂較多、飲食喜愛油膩、重口味的大魚大肉，因此多半體型肥胖、腹部肥滿鬆軟、身體多汗且黏、痰多容易胸悶，且大便黏膩，沖水老沖不乾淨，小便則混濁。對於梅雨季節及濕氣重的環境，會覺得很不舒服，性格上偏溫和、穩重，遇到不開心的事情會放在心中。

⊙**可能形成問題**：因為痰濕聚集、脾運化功能失調，容易有腸胃炎、多痰、代謝症候群問題，例如：肥胖、糖尿病、高血壓、高血脂、高尿酸等。

⊙**日常養護因應**：飲食清淡，遠離高油、高糖、高鹽的食物，讓自己活躍多動，透過有氧運動搭配適當飲水，增加身體的帶氧量，提升氣血循環、促進代謝，像是 168 斷食法就適合痰濕體質的人，用以調養身體及減肥。

⊙**體質養生食療**：脾虛的人容易痰濕，因此選擇清淡飲食、運動，是痰濕體質首要重點，可以吃薏仁粥、冬瓜薏仁湯、綠豆甘草湯等，有助益氣健脾。

◎濕熱體質——臉上油膩、長痘長瘡，或肌膚摸起來濕黏的類型

家裡潮濕且又悶又熱，會發生什麼事情？人體因為脾運化水濕功能失調，將造成內濕停滯，再加上消化不良、暴飲暴食、吃過多的油膩、甜食，及環境濕熱等多重因素，使濕和熱一起，形成濕熱體質。

家裡若有濕熱問題，可以使用除濕機，那麼人體呢？因為濕熱體質形成，面部油光易長痘痘、性格容易心煩急躁，在夏末秋初氣候濕熱或濕氣，遇到氣溫較高的環境，會較難以適應。

⊙**可能形成問題**：痰濕體質容易有痘瘡、口臭、濕疹、口腔潰瘍、膽囊炎、黃疸等。

⊙**日常養護因應**：夏天及悶熱季節應該是最難受的，養護方法跟痰濕差不多，但運動強度要夠，讓身體消耗多餘熱量及水分，達到清熱除濕效果。建議要遠離菸酒，並於晚上 11 點前就寢，有利肝膽排毒，恢復體內循環機制。

⊙**體質對症食療**：透過甘寒清熱食物幫助消解體熱，可以吃綠豆薏仁湯、土茯苓蓮藕湯、涼拌三絲、海帶炒銀耳。

◎血瘀體質——臉色黯淡、晦暗，臉上、手上長斑的類型

體內血液運行不順暢或有瘀血內阻，這情形就像水管堆積水垢和污穢，久了會影響水的流動。

瘀血內阻也是同樣道理，血管阻塞導致氣血流動受阻，養分供給不正常，可以在臉部氣色及身體肌膚察覺，如膚色晦暗、色素沉著、容易出現瘀斑、口唇黯淡等，體質也不耐受寒邪，性格上容易煩躁、健忘。

⊙**可能形成問題**：女生容易有經痛、男生容易有前列腺疾病，因為氣滯血瘀也容易形成癌症、心血管疾病，也容易加快細胞老化、健忘、失眠等。

⊙**日常養護因應**：如果有較嚴重的血瘀體質，建議就近諮詢專業中醫師進行調理，先從益氣、活血化淤調理。平常透過平甩、站樁運氣調頻，或較緩和的運動恢復氣血運行，搭配適當飲水，幫助氣血通暢。

⊙**體質養生食療：**血瘀體質的人可以喝山楂紅糖湯、山楂玫瑰茶，當歸排骨湯、黑豆川芎粥，也是不錯的日常養生湯。

◎氣鬱體質——多愁善感、容易多思多慮、悶悶不樂的類型

主要因為長期情志不順暢，內心鬱悶、感情脆弱，造成氣機鬱滯，就像《紅樓夢》的林黛玉。但氣鬱不一定就會憂鬱症，還是有輕重之分。

有時候是自己給的壓力太大；有時候因為對某種氣候特別敏感而衍生暫時性氣鬱；有時候是一個突發事件所引起，本書【輯二】對此有許多深入描述。

從日常生活中可以觀察發現，例如：臉色黯沉，做起事來畏首畏尾、謹小慎微，性格內向、敏感多慮、外表看似膽小等。這種人對精神刺激的適應能力較差，較不喜歡陰雨氣候。

⊙**可能形成問題：**氣機鬱滯通常伴隨肝氣鬱結、不易疏泄，容易有肝臟問題產生。另外，因為氣鬱也容易造成精神緊張、焦慮不安、多愁善感、心理脆弱、易受驚嚇、心悸、憂鬱、失眠、強迫症等。

⊙**日常養護因應：**休閒時可多親近大自然，透過自然界花草的同頻共振，或是前往博物館，欣賞藝文活動，啟動身心靈的療癒力量。同時，減少含有咖啡因及刺激性的食物，並且找到一種可以讓自己放鬆心情的方法，完成自我調頻。

⊙**體質養生食療：**山楂茶、檸檬茶、桂圓紅棗茶、海帶湯、百合蓮子湯。

◎特稟體質——好發過敏、打噴嚏，對食物也容易過敏的類型

通常來自先天遺傳的體質，由於先天性或來自於生理缺陷或遺傳因子，致使身體調適力不佳，容易受到外在環境因素影響而誘發過敏症狀。

⊙**可能形成問題：**特稟體質的人容易有過敏、氣喘、哮喘、異位性皮膚炎、蕁麻疹、血友病等遺傳問題。有些過敏性鼻炎甚至容易在某些季節好發。有些人還會對某些食物產生過敏，現在很多診所、醫院都有醫學儀器可以做食物過敏原檢測。

⊙**日常養護因應：**由於特稟體質屬於高敏感族群，平日的養護需要多留心，內外過敏原都要避免，日常宜多攝取固表益氣的食材。另外，產前檢查也很重要，可以減少遺憾發生。懷孕階段也要特別注意母體的養生與照顧，盡量避免使用對胎兒有害的藥物，例如因特殊狀況需要用藥，一定要在醫生建議下使用。此外，居住環境安全、二手菸害更要特別注意。

⊙**體質對症食療：**此體質的人要特別注意什麼不能吃，如患有蕁麻疹者，要避免有殼海鮮及其他會引發症狀的食物。

以上 9 種體質當中，第 1 種平和體質最健康，另外 8 種在還沒有進入生病狀態之前，也可以透過體質養生、適合的運動、適當飲食及水、良好作息習慣、心情調頻，進一步獲得改善。

同時，因應季候變化調整身心靈的頻率，讓自己持續維持健康和愉悅，帶來更多的力量與能量，進而達成人生目標。

九大體質養生建議參照表

體質名稱	身體表現	整體狀態	改善因應
平和體質	健康	精神充沛、說話有力、樂觀豁達	繼續維持
氣虛體質	氣短	容易疲倦、喜歡安靜、容易感冒	養脾健胃腸、多休息
陽虛體質	怕冷	手腳冰冷、怕冷畏寒、容易腹瀉	注意手腳保暖、多休息
陰虛體質	缺水	手腳心發熱、口渴想喝水、大便乾燥	避免過度運動失水喝水、喝足量水、多休息
痰濕體質	體胖	身體沉重、小腹肥大、頭髮油膩、	避免過胖、代謝率差、避免三高、宜清淡飲食
濕熱體質	長痘	臉部油膩長痘、易生座瘡、大便黏滯	少飲酒、交益友、調飲食、喝綠豆甘草湯
血瘀體質	長斑	面色晦暗、口唇黯淡、容易瘀青長斑	多喝水、常走路、調氣血、早休息、保持心情愉悅
氣鬱體質	鬱悶	精神緊張、多愁善感、易受驚嚇	疏肝、靜心、放鬆、旅遊、參加活動、勤加運動
特稟體質	過敏	容易過敏、皮膚易有抓痕、起蕁痲疹	避免過敏原、喝水、運動、不菸不酒、調整作息

＊註：參考整理自王琦《九種體質使用手冊》

4-3

掌握五運六氣，察覺氣候變化調攝體質

俗話說，一歲年齡一歲人，體質可分為先天稟賦與後天修養，而且會隨著年齡的變化而改變。

正如《孫子兵法‧謀攻篇》【註29】記載：「知己知彼，百戰不殆；不知彼而知己，一勝一負；不知彼，不知己，每戰必殆。」當我們瞭解自己的體質屬性、人格特質，在日常養生、平時預防保健上就能更加注意，有助於身心靈合一與調頻。

如果我們只知道吃什麼食物能讓自己維持健康，卻不注重情志調節與紓壓，可能看起來身體在醫學檢查上是健康沒有紅字，但可能因為隨時一個太過的情志，導致身體產生突發性疾病。如果什麼都不在意，導致情志及身體間二者皆失調而生病，就得不償失了。

天地之間有陰陽、日夜，因為地球的自轉與公轉規律運行，周而復始，在古人的觀察下形成紀錄。而《黃帝內經》的五運六氣學說，正式運用這樣的觀察紀錄解釋自然界中的天時氣候變化，研究出對人體的影響。本書中僅簡單敘述，引領讀者瞭解《黃帝內經》其中奧妙，如有興趣可再進一步延伸相關內容，做深入的研究。

【註29】《孫子兵法》：春秋時期齊國人孫武（前544年－前470年或前496年）所著，孫氏，名武，字長卿，著名軍事家、政治家，兵家代表人物。兵書《孫子兵法》共有13篇流傳後世，後人也尊稱其為孫子、兵聖、東方兵聖。

五行歲運，推知當年大運

五行（木、火、土、金、水）對應陰陽五季運作之下，衍生出五運——木運、火運、土運、金運、水運，用來表示全年氣候變化，以下提供自行判讀歲運的方式，可斟酌參照。【註 30】

我們可以透過天干（甲、乙、丙、丁、戊、己、庚、辛、壬、癸）排入五運，再依每年歲時的天干進行推算，得出歲運，當年的歲運有陰陽之分，其中干年在甲、丙、戊、庚、壬等 5 個為「陽干」，表示太過，代表當年的歲運旺盛；干年在乙、丁、己、辛、癸等 5 個為「陰干」，表示不及，代表當年的歲運較弱，並依歲運年而定，10 個干支輪序周而復始。參見：

五運	土	金	水	木	火
天干	甲、己	乙、庚	丙、辛	丁、壬	戊、癸

若以 2022 年（壬寅年）為例，「干年」為「壬」，由上表可知歲運「壬是木運太過」；若為 2021 年（辛丑年）為「辛」，歲運則是「辛是水運不及」。

【註 30】五運：木、火、土、金、水五行上各配以天干，來推算每年的歲運。

六氣：指風、熱、火、濕、燥、寒 6 種氣，各配以地支，來推算每年的歲氣。

天干：甲、乙、丙、丁、戊、己、庚、辛、壬、癸，共計 10 個。

地支：子、丑、寅、卯、辰、巳、午、未、申、酉、戌、亥，共計 12 個。

我們也可以透過六氣歲運，推知當年自然氣候變化，我們先將地支（子、丑、寅、卯、辰、巳、午、未、申、酉、戌、亥）排入六氣：

六氣	少陰 君火	太陰 濕土	少陽 相火	陽明 燥金	太陽 寒水	厥陰 風木
地支	子午	丑未	寅申	卯酉	辰戌	巳亥

六氣，又可區分為主氣、客氣：

◎**主氣：**主時之氣，固定不變。24 節氣，由大寒日起，分屬六步之中：

六步	初	二	三	四	五	終
六氣	厥陰 風木	少陰 君火	少陽 相火	太陰 濕土	陽明 燥金	太陽 寒水
節序	大寒 立春 雨水 驚蟄	春分 清明 穀雨 立夏	小滿 芒種 夏至 小暑	大暑 立秋 處暑 白露	秋分 寒露 霜降 立冬	小雪 大雪 冬至 小寒

◎**客氣：**以陰陽之氣多少為先後次序。三陰三陽，依序為：厥陰（一陰）→少陰（二陰）→太陰（三陰）→少陽（一陽）→陽明（二陽）→太陽（三陽）。

◎**客主加臨：**氣化的順逆變化，有以下 5 種表現，包括「順化—氣生運」、「天刑—氣剋運」、「小逆—運生氣」、「不和—運剋氣」、「天符—運氣相同」。

整個年度中，上半年（天之氣為主），稱為「司天」，下半年（地之氣為主），稱為「在泉」。

司天在泉，具有陰陽的屬性，司天為陽，則在泉為陰；若司天為陰，則在泉為陽。少陰與陽明、厥陰與少陽，太陰與太陽，便是相合而輪轉而來。參見：

年支	司天	在泉
子午	少陰 君火	陽明 燥金
丑未	太陰 濕土	太陽 寒水
寅申	少陽 相火	厥陰 風木
卯酉	陽明 燥金	少陰 君火
辰戌	太陽 寒水	太陰 濕土
巳亥	厥陰 風木	少陽 相火

＊註：以上 4 表格參考整理自
田和祿、王卿《五運六氣——黃帝內經天文曆法基礎知識》

以2022年（壬寅年）為例，「支年」為「寅」，由上表可知主氣「寅為少陽相火」，並對應司天是少陽相火、在泉是厥陰風木。

因此，2022年（壬寅年），歲運是「木運太過」，氣運是「少陽相火」、司天是少陽相火、在泉是厥陰風木，可排出其五運六氣，參見：

2022 歲運		木運太過					
六氣	氣運	相火司天			風木在泉		
	主氣	厥陰 風木	少陰 君火	少陽 相火	太陰 濕土	陽明 燥金	太陽 寒水
	客氣	少陰 君火	太陰 濕土	少陽 相火	陽明 燥金	太陽 寒水	厥陰 風木
	六步	初之氣	二之氣	三之氣	四之氣	五之氣	終之氣
	節序	1/20-3/19	3/20-5/20	5/21-7/22	7/23-9/22	9/23-11/21	11/22-1/19
		大寒 立春 雨水 驚蟄	春分 清明 穀雨 立夏	大暑 立秋 處暑 白露	大暑 立秋 處暑 白露	秋分 寒露 霜降 立冬	小雪 大雪 冬至 小寒

＊註：依五運六氣推算整理

針對上列內容，再做簡單闡述，2022為壬寅年，歲運是木運太過，表示木的能量很強盛。

上半年是「相火司天」，下半年是「風木在泉」主導，從表單推算來看，上半年就是「木火相生」的情形、下半年是「木木相乘」，整體氣候應該是劇烈變化，夏季可能很熱、冬季可能很冷。

因此，對於濕熱、痰濕體質的人，夏季、長夏季節要注意身體對於氣候劇烈變化的不適，相關注意事項可參考前面體質養生整理。

體質不是濕熱、痰濕體質的人，也要注意飲水、運動，以調適散熱，避免體質的不適。身體本身較為虛弱者，該年則要特別留意心肺的保養與照顧。

關於五運六氣學說深具奧妙，這裡稍作簡化分享，感興趣的讀者可再進一步探究。

運氣學說，對應體質，因應防病之道

由上可知，五運與五季之間的關係：春暖為木，夏熱為火，長夏濕為土，秋涼為金，冬寒為水，根據「五行生剋制化」而有「生、長、化、收、藏」5種力量，是自然界萬物變化的根源，也是生命運行規律。

六氣，則是概括大自然氣候呈現出的6種變化——風、寒、暑、濕、燥、火，若氣運達到平衡狀態，則宇宙間的正氣有利人的能量增加；若是六氣過盛、邪氣過旺，將會危害到人體健康，因此，如果有足夠正氣抵禦邪氣，就能維持身體健康。

陰陽五行規律受五運六氣的影響，形成不同的歲運氣候特點，當自然界出現不及、太過的極端氣象災害，也會造成人體出現與之相應的疾病。因此，五運六氣結合體質，可提供人們準確推估疾病的發病規律，藉以因應防病之道。

正如《素問・六節藏象論》所說：「不知年之所加，氣之盛衰，虛實之所起，不可以為工。」假使我們不知道什麼是氣的運行、氣的盛衰與虛實，以及疾病的起因，就無法提早因應，更遑論想要治未病「做自己的醫生了」！

所以懂得審察五運六氣，正是古代醫生必須掌握的關鍵技能，也是一般人可以學習的基本知識。

《素問・至真要大論》有「十九病機」皆起於內因情志、外因六邪等，也整理提供參考：

諸風掉眩，皆屬於肝。諸寒收引，皆屬於腎。諸氣膹鬱，皆屬於肺。諸濕腫滿，皆屬於脾。諸熱瞀瘛，皆屬於火。諸痛癢瘡，皆屬於心。諸厥固泄，皆屬於下。諸痿喘嘔，皆屬於上。諸禁鼓慄，如喪神守，皆屬於火。諸痙項強，皆屬於濕。諸逆衝上，皆屬於火。諸脹腹大，皆屬於熱。諸躁狂越，皆屬於火。諸暴直強，皆屬於風。諸病有聲，鼓之如鼓，皆屬於熱。諸病胕腫，疼酸驚駭，皆屬於火。諸轉反戾，水液渾濁，皆屬於熱。諸病水液，澄澈清冷，皆屬於寒。諸嘔吐酸，暴注下迫，皆屬於熱。故《大要》曰：謹守病機，各司其屬，有者求之，無者求之，盛者責之，虛者責之，必先五勝，疏其血氣，令其調達，而致和平，此之謂也。

由此可見，身心靈健康與六淫邪氣、情志息息相關，並反應在「病機」上，形成我們的體質，這也是醫生診斷病情的關鍵因素與治癒根源。如果日常養生時也能掌握五運六氣的規律，從中適時調整生活作息、飲食習慣、適當運動、平和情志，就能調攝體質，提升自癒力，減少疾病發生。

輯五

大智養生，遵循自然節律——

黃帝內經與
分子營養學的互證

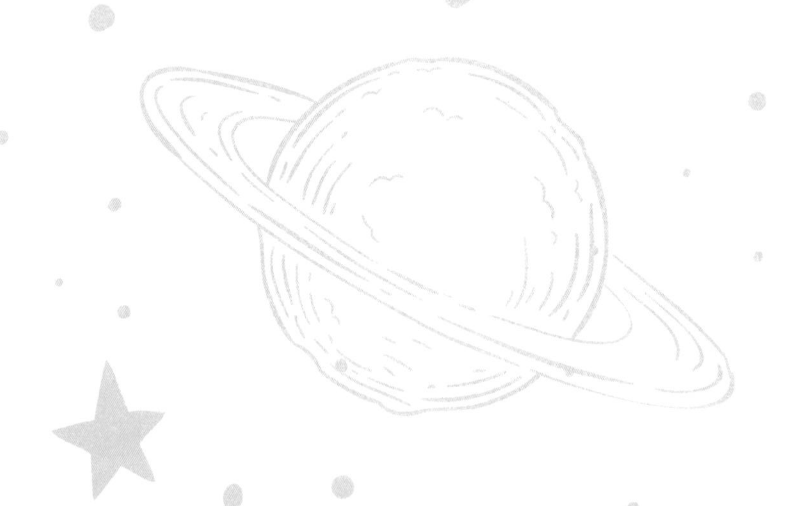

中醫系統告訴我們，除了精神內守外，更要做到「五穀為養，五果為助，五畜為益，五菜為充，氣味合而服之，以補精益氣」的飲食原則，短短幾句話就包含了營養學中的 7 大營養素。

這套「黃帝內經╳量子糾纏」的整合療法，推廣簡單易行、順應季節的飲食做法，即使是一般大眾，也很容易依循上手，達到日常保健與養生的期許。

5-1

遠離病害，
從大智養生做起

不健康的體質並非一夕之間造成，而是源自長期的不良習慣，所形成慢性病或亞健康現況。

市面上有越來越多書籍、文章與健康類節目，開始討論起「養生之道」，但因為方法多元、論點繁多，中西方又是歸屬於不同體系，加上步驟與做法過於複雜，讓人難以貫徹到底。

因此，我一直在思考，如何透過簡單易行的方式，讓人們在日常生活中持之以恆地朝養生的目標前進。

恪守養生之道，扭轉疾病走向

根據《台灣新生報》的報導，雲林北港朝天宮蔡咏鍀董事長親自為步行千里的「虎爺會中和分會」接駕，一向提倡走路保健康的他，獨力背著 20 多公斤的神龕，從嘉義一路步行至 30 公里外的雲林縣。

蔡董是我的好友，看到他現在的健康體態、活力十足，儘管南北奔波也不見疲態，很難想像多年前曾罹患過癌症。因此，趁著相聚時間請益，想要瞭解他的養生之道。

早期因為應酬需要喝酒，再加上晚睡，剛開始的他仗著年輕不以為意，後來身體出現異常、精神疲憊，蔡董進行例行性健檢後，竟被宣判罹患肝癌、肝硬化，甚至還因為肥胖引起三高、代謝症候群。當時醫生都建議要趕緊進行化療與藥物治療。

根據資料統計，癌症病人除了遵從醫療人員的建議，進行治療之外，如果沒有強烈的求生意志及正向心態，還維持原本不規律的生活，或是因為恐懼而擔心害怕，甚至吃不下導致營養不良，都無助病情的改善。

因此，在治療期間，蔡董有強烈的求生慾望，並思考著癌症是否為上天給予的警告，提醒他調整生活作息、減少應酬、轉變人生方向，將時間全部用在公益助人方面。此時，也遇到了一位學習自然醫學養生的老師，告訴他只要做到以下幾點，就可以改善生活品質、調整體質：

◎每天喝下 2,000 毫升的水。

◎每天在陽光下走路至少萬步。

◎盡量吃原型食物，並拒絕加工食品，因為肝腎功能不好，所以魚肉、酒類也避免食用。

◎每日晚上 11 點前上床睡覺，養成規律作息。

於是，蔡董每天熬煮一壺五味茶（黑木耳、老薑、桂圓、紅棗、甘草）【註 31】，喝足 2,000 毫升的水【註 32】，並且在體力尚能負荷的情況下，每天堅持走路；飲食方面則選擇蔬菜、水果、肉類等原型食物、拒絕加工食品；作息方面則改為每天晚上 11 點前睡覺、早上 6 點起床，並且保持兩便（大小便）通暢。

多年下來，不論廟務多麼忙碌，依然堅持這些好習慣。如今的他，

【註 31】五味茶：此為中醫師針對蔡董體質調製的養生茶飲，讀者應瞭解自身體質後再調配適切的茶飲。

竟然比以前還要健康，癌細胞也幾乎消失。樂觀面對每一天，樂於弘揚佛法與媽祖慈悲為懷的精神，並且樂在公益助人，成為蔡董現在的人生使命。

《黃帝內經》說：「故智者之養生也，必順四時而適寒暑，和喜怒而安居處，節陰陽而調剛柔。如是則辟邪不至，長生久視。」順天應時、情志平和、作息正常的自然養生法，蔡董儼然是個勵行《黃帝內經》健康之道的大智者。

當我們生病了，除了找醫生進行治療之外，還可以做什麼？其實，想要健康的信念與意志力，更是重要的關鍵。因為只有自己，才能幫到自己。唯有自己想要找回健康、戰勝病魔，才有可能成功！

很多人在得知自己生病之後，會產生害怕、恐懼、憂鬱的情緒。

【註 32】飲水建議：根據衛福部資料，下列簡易的水分計算公式，可簡略計算人每一天所需的水分。

1. 學齡期兒童（7–12 歲，20 公斤以上適用），體重（公斤）x 50–60ml（每日上限約為 2,400 ml）。
2. 青少年與成人時期（13–18 歲，50 公斤以上適用），體重（公斤）x 30–35ml（每日上限約為 3,500 ml）。

以上飲水量應依照每日作息時間，分次飲用，切忌一次性大量飲足。如果有心臟、腎臟、肝臟或其它慢性疾病者，就必須根據疾病本身嚴重程度及相關症狀做出水分攝取量調整，如出現下肢水腫或呼吸困難時，就得減少鹽分及水分的攝取。因此，若有疾病狀況，最好請教醫生瞭解適合自身狀況的飲水量。

根據研究數據顯示，大約 8 成的癌友，曾經在治療期間，感到身體不適、心情鬱悶而食不下嚥，甚至發生因為營養不良而死亡的情事。

從這樣的數據可以得知，維持心情穩定、讓自己吃得下、睡得著、兩便（大小便）正常，是多麼重要的一件事。

大病是養出來的，健康的身體也是

從蔡董事長的例子，我們可以發現戰勝癌細胞的關鍵，在於治療的同時，還要有順應天地的養生習慣，成為一股「找回健康」的堅定心念，走向大智養生之路，這樣的心念也是吸引力法則，以及實踐正向意識的量子糾纏之最佳寫照。意識可以產生疾病，同時意識也可以遠離疾病，一切決定都在自己。

因此，蔡董最終得以依靠著「走路」、「喝水」、「飲食管理」、「正念情緒」，做到調整體質、扭轉疾病，讓身體恢復健康，也找到生命意義。

一個人能健康地活著，可以正常呼吸、心跳，對很多重症或癌症患者來說，是多麼奢侈的事情。人體最重要的器官是心臟，當心臟不跳動，則無法將氣血輸送到全身，人將面臨死亡。所以，在傷亡急救處理時，看到昏迷的傷患，首先會先檢查意識是否清醒、是否還有呼吸、是否有異物哽住導致休克。若患者呈現呼吸困難或無呼吸、心跳停止、休克的狀態，就會優先做 CPR（心肺復甦術），並使用 AED（自動體外心臟去顫器），對瀕死的傷患進行急救。

由此可知，心臟對於人體維持正常生命運作是多麼重要的事情。讓心情保持平穩、心臟跳動正常、呼吸不急不徐，也是健康養生的重要方法之一。

前面所說的走路、喝水、飲食之所以重要，是因為要維持氣血循環、增加體內代謝率，可說牽一髮動全身，都有著連帶的關係。

行爲	好處
每日喝 2 公升的水	滿足身體的水平衡、促進新陳代謝。
每日堅持散步	吸收維生素 D、平衡免疫力、啟動自癒力、促進氣血循環，幫助促進代謝率。
作息正常	維持正常作息，讓身體細胞可以修復、再生。
多吃蔬果	增加體內膳食纖維、維生素、礦物質、幫助腸胃養好菌，減少腸胃不適。

很多朋友都會疑惑地問：「這些我都有做到啊！怎麼身體還是不健康？」後來經過諮詢瞭解，原來是因為情緒沒有調整到位，經常因為一點小事鬧脾氣，讓情緒起伏過大。

在我諮詢過的個案當中，發現人們很容易和最親近的人發生衝突，尤其是與家人。在外工作忙碌了一天，可能因為休息時間不足，還受了一堆氣，只能憋在心中導致氣鬱，便容易因為一點小事情跟家人針鋒相對，一不小心動了怒氣，導致胸悶、心律不整、心悸、呼吸急促，導致喘不過氣。

大病正是從日常生活當中，一點一滴養出來的，健康的身體當然也是如此。我們千萬不要變成「養病」的人，而要成為一個「養生」的人。

健康不難，難的是簡單事情重複做

「健康不難，難的是簡單事情重複做。」我常對朋友這麼說。

就像宇宙萬物、天體運行的規律，即使萬年，也不會有所偏離，如果人的養生之道，也能如此持久以恆，就可以讓健康成為一種常態。

每當有外邪入侵而傷寒、感冒、頭痛、呼吸道疾病；飲食不潔而嘔吐、腹瀉；因不明原因而腸胃不適、便祕等問題，這些其實都是警訊，告訴我們身體已經出現狀況了，要注意到底哪裡出了問題，並做出調整，好好照顧身體，讓自己恢復正常。

然而，養生不只是在「食飲有節、起居有常、不妄作勞」而已，以上三者只是在「養形」，在物質層面照顧好身體健康，更重要的是「養神」，形與神兼俱，才能達到真正的健康，而盡終其天年。

很多患有慢性病的朋友會問我：「現在已經靠吃藥控制病情，但要如何才能恢復健康？」現在坊間有很多養生方法，只要找到習慣且適合的方法，從生活作息、日常飲食、持續運動、心情平穩，不間斷地做下去，至少可以達到延緩慢性病再惡化的效果。

養生之道在於日常，經歷長期的調養，終能讓身體漸漸恢復健康。

馬雲[註 33]曾經說過：「複雜的事情簡單做，你就是專家；簡單的事情重複做，你就是行家；重複的事情用心做，你就是贏家。」寫這本書的目的，只是想把簡單的養生觀念、健康方法，透過已經成功的長者案例，讓大家知道健康真的不難，難在你是否相信方法就這麼簡單。

依循《黃帝內經》的大智養生原理——順四時、和喜怒、節陰陽。不需要花錢、不需花費心力去學習各種方法，只要不斷地重複做、用心做，日復一日，就能維持身心靈健康。

正所謂「大道至簡」[註 34]，《黃帝內經》雖然厚達 15 萬多字，但其傳達的養生之道主要在於精、氣、神的調養。希望讀到本書的你，對於身體健康的調養之道，可以有所啟發。

【註 33】馬雲（1964－）：中國知名企業家，阿里巴巴集團創始人，曾是亞洲首富。2020 年時，在上海外灘金融峰會發表演講，批評中國的金融監管制度，遭到相關局所監管約談，自 2020 年底神隱至今。

【註 34】大道至簡：語出老子《道德經》：「萬始之始，大道至簡，衍化至繁。」意即事物的變化發展，其原理、規律、方法都極為簡單，甚至簡單到短短一句話，就可以說明白。

5-2

量子分子整合療法，讓身心靈健康合一

根據衛福部國民健康署 2018 年《健康促進工作手冊》說明，想要維持民眾健康，必須從多方面、多元化著手，並說明人體健康促進與身心靈息息相關。

從國內外各領域專家學者的研究報告、綜合結論分析得知，想要維持身心靈健康，就需觀察人體身理、心理、心靈層面的系統。

物質系統，維持細胞健康的基本要素

綜合物理及量子科學研究，發現我們所在的空間中，除了有形物質以維持生命外，尚有無形的能量讓我們穩定，例如前面提及的氣、磁場、電場等，因為量子科學的研究，讓我們知道，原來無形宇宙中，還有更高維度的超弦世界存在，在我們的內在小宇宙中，也有這樣的信息系統。

所以，我們可以透過意識、信念發出信息，與同頻的宇宙萬物，產生量子糾纏，這樣的信息系統，有研究學者稱之為「量子意識」、「量子心靈」。

從微觀的角度來看，用來維持生命系統的基本，就是「食物」，經過吸收消化後分解為小分子物質營養供細胞使用。美國雷蒙德・弗朗西斯博士（Raymond Francis）因為自己罹患癌症，因此將自我療癒的過程以及研究成果，寫成《永遠不再生病：健康是一種選擇，學習如何選擇它》（*Never Be Sick Again: Health Is a Choice, Learn How to Choose It*）一書，並在書中表示，如果身體出現症狀，將有可能是感冒、憂鬱，或者是癌症，所有問題都是起源於體內細胞出現了故障及毒素超過負荷。

從細胞學的角度來看，人體是由 60 兆個細胞組成，不同的細胞組織需要不同的營養素，因此，才有營養學的研究發展，並透過研究成果，告訴我們人體若要健康，需要補充 7 大營養素（水、蛋白質、脂類、碳水化合物、維生素、礦物質、膳食纖維），以及每日建議攝取量。

中醫系統也告訴我們，除了精神內守外，更要做到「五穀為養，五果為助，五畜為益，五菜為充，氣味合而服之，以補精益氣」的飲食原則。

就現代的角度來看，就是均衡飲食、不挑食、吃原型食物的意思，短短幾句話就包含了營養學中的 7 大營養素，雖然不如現代的營養學要計算哪些分子營養素要攝取多少、怎麼吃才健康，但因為簡單易行、順應季節飲食，有什麼吃什麼，反而更容易執行。中醫的飲食原則非常簡單，重點就在於「吃得健康，不該吃的絕對不吃」。

中醫是古人長時間的觀察、經驗、研究後，有系統性的分類、整理的一門醫學，《黃帝內經》流傳迄今已經超過 2,000 多年，從古時的經驗醫學晉升到現代的理論醫學，即使是一般人，也很容易一窺究竟，得以從中學習到養生基礎原理，並用於自己與家人健康養生的知識。

◎水的重要不言可喻，古今理論的遇合

我們都知道，水是維持身體細胞與組織正常機能運作，最重要的物質。根據研究，人體中約含有70%水分，其中血液就含有83%的水，其他器官各有不同的含水量，可以互相平衡。

身體缺水會發生什麼事？心臟會將血液送至全身，當水分不足時，血液濃度增高，泵送的壓力會增加，脈管中的氣血推動力也會不正常，長期水分攝取不足，更會造成身體細胞組織及器官受到影響，而發生代謝功能異常，甚至引起各臟腑的功能受損、便秘、呼吸道易遭感染等情況。【註35】

《黃帝內經》說長期缺水會造成「津液不足」而代謝失常，對不同體質的人，也都會產生不同的影響。《素問．經脈別論》提到：「飲入於胃，遊溢精氣，上輸於脾，脾氣散精，上歸於肺，通調水道，下輸膀胱，水精四布，五經並行，合於四時五臟陰陽，揆度以為常也。」簡單來說，就是我們喝入的水分，會在身體各在臟腑之中作用，尤其是在肝、心、脾、肺、腎等五臟，和津液運行都有密切的關聯，並結合四季的變換還有不同的飲食養生方式，以達到春生、夏長、秋收、冬藏的特性。

【註35】此段引用自美國俄亥俄州代頓賴特州立大學醫學院，在1999年發表於《腎臟國際》期刊的論文研究，及英國營養基金會營養科學家（Bridget Benelam）在2010年發表於《營養公報》國際期刊的論文研究。

因此，中醫更注重食飲要配合陰陽五行、四季節氣的調養之道，例如夏天和冬天的飲水量一定會不同，各種體質飲水方式、份量也都有不同，因人而異的體質養生，更符合現代人的狀況。

既然水這麼重要，那麼喝什麼水，對身體最好？

現代人對於健康的意識逐漸抬頭，各式各樣的功能水紛紛出現在市面上，琳瑯滿目，卻不知道該選擇哪一種水比較好，其實只要選擇能安全飲用、讓自己喝得舒服、喝得沒有負擔，且能有助細胞吸收、新陳代謝的水，都是好水。

能量系統，維持身體活力的健康要素

「張博士，什麼是能量？」曾經有學員這麼問我。

車子要能動，汽車必須加入汽油，再透過引擎系統燃燒油氣產生熱能，或者是電動車充電後，就可以產生動能，讓車子移動。

人體則透過呼吸系統吸入空氣、消化系統分解食物後，都能產生身體所需的能量，讓人有生命力、活力、動力，從事日常工作，只是人體要稍微複雜一些，為維持正常的生命活動，有些重要養分（營養）必不可少，不然身體就會出現狀況。

我比較喜歡用汽車來比喻人，因為這樣可以清楚明瞭地讓大家明白。車子需要汽油產生動能而移動，整個過程還要注意冷卻系統，水箱的水是否足夠讓汽車引擎維持在正常工作溫度；注意潤滑系統，引擎機油是否老化、引擎是否能維持正常的動作；注意變速箱油、煞車油、動力方向機油是否還在效能內，以維持各機件功能正常，預防損耗、影響車子壽命。

當然，大多數的人不懂車，只會開車，所以我們會依原廠的規定，在定期的里程數、時間，回原廠保養。

汽車是如此，那麼人呢？車子只是工具，方便日常生活的移動，我們都可以這樣愛惜、維護，卻很少見到人們會定期回廠檢查身體。

根據衛福部國民健康署公告：

「為維護中老年人健康，早期發現慢性病、早期介入及治療，本署提供 40 歲以上未滿 65 歲民眾每 3 年 1 次、55 歲以上原住民、罹患小兒麻痺且年在 35 歲以上者、65 歲以上民眾每年 1 次成人健康檢查。」

「為維護婦女健康，40 至 44 歲且二親等以內血親曾患乳癌之婦女，或 45 歲以上至 69 歲之間的婦女，提供 2 年 1 次乳癌篩檢；30 歲以上婦女，提供每 3 年 1 次子宮頸抹片檢查。」

「為維護一般民眾健康，18 歲以上至未滿 30 歲有嚼檳榔（含已戒）原住民，或 30 歲以上有嚼檳榔（含已戒）或吸菸者，提供 2 年 1 次的口腔癌篩檢。」

「為維護中老年人健康，提供 50 歲至 74 歲一般民眾，每 2 年 1 次大腸癌篩檢。」

以上說明，只是要讓讀者瞭解，我們對於汽車都能如此花錢用心照顧，政府也為了民眾身體健康，還提供免費健康檢查，然而根據資料統計，實際運用的人大約只有5成，很多人都是已經生了病才去看醫生，才發現有些病症已經變得很嚴重了。

身體健康，關係著能量是否能夠維持，因為我們所攝取的飲食都要靠身體各個臟腑器官、細胞組織轉換成能量，身體不健康，質量轉換能量的過程，就會產生異常，而形成體質上的變化。

而中醫是以陰陽是否平衡來做為判斷依據，如《素問・生氣通天論》提到：「凡陰陽之要，陽密乃固。兩者不和，若春無秋，若冬無夏。因而和之，是謂聖度。故陽強不能密，陰氣乃絕。陰平陽秘，精神乃治；陰陽離決，精氣乃絕。」

人體中，陰陽要協調及相互作用，關鍵點在於讓陽氣堅固、周密，陰氣才能寧靜平和。如果兩者不能協調，就像只有春天沒有秋天、只有冬天沒有夏天，四季失去平衡，一切生命將失去生存的條件。因此，保持陰陽協調與平和也是養生的重要法則。

假如陽氣過於強盛，不能周密護體，則陰氣將會衰竭；只有陰氣平和、陽氣堅固，精神才會旺盛、身體才會健康；如果陰陽之間分離不能相交，導致嚴重的陰虛又陽虛，將會造成精氣枯竭，生命也會停止。

舉例來說，很多人對身體的體寒、體熱都有基礎認識及感覺，這個感覺從自己身體的四肢溫度、是否畏寒、是否燥熱、是否精神不濟、是否經常亢奮、臉色是否蒼白，還是紅潤，在日常中都可以察覺一二。

中醫有一種「陰陽辨證法」，讓一般人可以簡單知道自己的基本體質。陰陽失衡也代表體內的能量已經失衡，因此當身體呈現較嚴重的陰虛或陽虛，並且感到不適，就應該要注意身體是否出狀況了。對中醫來說，最怕的莫過於同時出現嚴重的陰陽兩虛，加上氣的能量也不足，那就真的會發生「陰陽離決，精氣乃絕」【註 36】。

因此，如何維持生命的能量，透過正確的養生之道，保持陰陽平衡，至關重要。

信息系統，用量子糾纏做回自己

意識產生信息，而信息是好是壞則取決於心，兩者相輔相成。壞的意識會產生不好的念想，導致負面能量強大，發出的負向訊息波就會吸引更多不好的事。

你是否曾經有過這樣經驗，當發生一件不好的事情時，如果當時能量不足、精神不濟，很容易產生負面念想，認為自己很倒楣，連這樣的事情都會發生在自己身上，開始擔心會不會還有其他壞事發生。

當自己越是這麼想，不順利的事情真的越來越多，例如平時停紅線沒事，今天就被開罰單了；平時老闆對自己很好，最近卻一直找自

【註 36】陰陽離決，精氣乃絕：語出《素問・生氣通天論》，意為當體內的陰陽平衡被破壞，甚至達到分離決絕的地步，導致精氣竭絕，甚至死亡。

己麻煩；回到家老婆也不給好臉色，還故意挑毛病；或是借給朋友的錢收不回來……。

當接二連三發生了這些「倒楣事」之後，會更加沉浸在自己運勢太差的想法中，轉不出去。

但是，如果心情好、能量俱足、精神飽滿的時候，即使路上塞車、被超車、被按喇叭，都不以為意。這個時候注意力也容易集中，工作時發現一些文件有錯，可以提出改正；老闆問提案上的建議，也能給予最好的答覆；回到家，老婆不開心找麻煩，自己竟能給她一個擁抱，還能哄她開心；朋友開口借錢，還有精神掂掂自己斤兩，直接婉拒。這時，你會發現人生沒有很富裕，但是生活一切順利，心中沒有罣礙。

能量是否充足，關係著信息是否有足夠的正向信念，可以發揮吸引力法則，讓好事隨時發生，還能成為有智慧的人。

既然信息可以發揮量子糾纏的效用，為何我們無法運用？就我的研究分析得知，主要原因在於生活過於煩、忙、亂。每天忙於工作、忙於應付一堆人，一堆雜事待處理，還要煩惱錢不夠用、貸款帳款要還。可能還要面對家庭、朋友、無謂的應酬，如此繁忙的生活，怎麼還有時間讓自己有穩定的磁場、足夠的力量、內修的能量，並且靜下心來發出好的信息，跟宇宙天地間同頻共振？

想要心想事成，也要從心發出強烈的信息，聚集足夠的能量，才能引起心念，帶動願望，產生糾纏態啊！

想要健康，從情緒管理開始

我的博士論文主要是研究「人為何不健康」、「如何才能達到身心靈合一」、「如何使用分子營養素及量子花波的身心靈整合療法，以獲得真正的健康」。

研究過程，如同本書【輯二】所談的「情緒致病」，一切煩惱源頭來自於自己、無法看見實際問題、放不下煩惱、沒有足夠的能量抵禦負面念想，以致「喜、怒、憂、思、悲、恐、驚」這 7 種情緒不斷困擾，導致情緒問題叢生、精氣神失衡、體衰而情志不堅。

曾經有研究中的個案問我：「我知道不該負面思考，但我就是沒有辦法不去想，有時候別人的一句話就是會讓我的情緒激動，很多負面情緒在腦中揮之不去，甚至影響睡眠……。」這時候，我會採用花波情緒測試，先瞭解個案的情緒現況，並從中找到她的負向人格特質。藉由適切的花波，調頻現在的意識、情緒及當下的狀況，並在諮詢過程，給予適當建議。

想要健康就先從情緒管理開始，只有自己想改變，其他人才有辦法幫得上忙。只有不被腦中的負面意念綁架，用心去面對自己，才能看見真實存在及存有的問題。

「腦」只是用來協助我們處理問題，而「心」才能代表我們做決定。《黃帝內經》書中提到「心者，君主之官也，神明出焉」、「心者，五臟六腑之大主也，精神之所舍也」。

因此，中醫認為「心主神明」是正確的，也是問題的解方。

如有長期性的情志問題，通常都會有氣鬱，因為「怒則氣上，喜則氣緩，悲則氣消，恐則氣下，驚則氣亂，思則氣結」，大部分都是氣的問題，又因為氣血之間具有互依、互存、互生、互用的關係，因此當情志導致氣鬱時，氣血常會相互影響，稱為「氣血同病辨證」。

前面主要說明什麼是分子營養素及量子花波的整合療法，在中醫學及自然醫學中，絕對不是「頭痛醫頭、腳痛醫腳」，也不只是「看到病症」，而是「看到人」，並想著如何藉由適切的各種醫理方法，讓人恢復健康。

研究過程發現，很多個案的問題並非單一因素，如果僅從單一方法，較難達到整體性的改善效果。花波對情緒及人格特質調整有顯著幫助，營養素對身體缺乏相對養分的細胞也有顯著幫助，如果兩者合一應用在個案，再配合調整生活作息、飲食習慣，以及情緒平和的正常化，可以得到明顯的成果。

精神不內耗，病將無從起

我有導遊及領隊的執業資歷，在帶團的經驗中，發現改善身心靈健康的方式，除了透過「物質」、「能量」、「信息」等系統的量子分子整合療法外，若能結合旅遊，對個案的身心靈調整更為明顯。所以，曾經帶一些有情志困擾，導致身心俱疲的朋友去旅行，更具效果。

通常時間會在 3 至 7 天左右，人數在 9 人以內的精緻旅遊。透過遠離塵囂的旅程，依山傍水、徜徉於藍天白雲之中，體會簡居、輕食的美好，不只放鬆心情，又能兼顧養生。

「恬淡虛無，真氣從之；精神內守，病安從來。」【註37】應該是最好的寫照。

有一位好友，年輕時為了事業，耗盡心力忙於工作，孩子交給妻子照顧，自己因為工作忙碌，疏於維繫家庭關係，認為只要給予足夠的物質生活、讓妻子、兒女衣食無缺，自己就算盡到丈夫的責任，長年在中國工作，一年之中只有過年期間的長假回來一趟。

後來父母年邁、疾病纏身，照顧父母的責任也落到妻子肩膀上，妻子一人要顧孩子，同時還要照顧公婆，最後妻子在孩子成年後，選擇離開。他不僅失去了妻子，也因為這些年日日夜夜投入到工作中，不知不覺健康也亮起了紅燈。

後來他發現，再多的財富也換不回親情與健康，除了要安養生病的父母，還要將自己的身體調養回復健康，看到父母的情況，他更告訴自己，未來一定要照顧好自己，絕對不讓自己成為孩子的負擔。

為了照顧好自己，他也開始學習中醫、道家的養生之道。

【註37】恬淡虛無，真氣從之；精神內守，病安從來：語出《黃帝內經·上古天真論》，意指當思想保持清淨淡薄、無欲無求，適當控制情緒變化起伏，不內耗精氣神，疾病就無從會發生。

有一次相聚，他說：「真的是太晚才學習《黃帝內經》！如果早些年就可以領悟其中的道理，以我的能力在台灣要賺到足以養家糊口的錢也不難，現在妻子和孩子還能陪伴在身邊，也不會疾病纏身，生活可以過得簡簡單單，精神也不至於內外消耗、精疲力竭。」

我說：「當時心境不夠，即便讀了《黃帝內經》也不會有所感悟。現在你已經可以看見自己的問題，如果願意面對並把握當下，轉變過去的行為，還是可以做一些以前尚未完成的事。」

這樣的話，其實也是說給自己聽。我們都曾經因為過於自我、執著固執、自以為聰明，而做出一些自以為對的事情，殊不知那些都是來自於大腦自以為是的判斷，如果可以看見自己、看見內心、看見家人、看見盲點，就可以預判未來，而讓自己有更清楚、正確的決策。

於是，藉由融會《黃帝內經》養生原理、五運六氣、情志相勝、體質調攝，並且搭配細胞營養的分子平衡、花波與自然療法等，發展成一套以治未病及預防醫學為核心的量子分子整合療法，不只期許自己，更希望身邊所有的朋友，都能找回身心靈的平衡，讓健康得以合一。

5-3

養生不養病，九大疾病的預防實踐

《黃帝內經》是一部經典中的經典，一般人若覺得艱深難讀，建議先從《素問．上古天真論》開始著手，至少瞭解如何為健康而活？怎麼頤養天年？為何年過半百就不健康？

若是能夠在閱讀中有所領悟，將能建立正確的價值觀，更值得我們用一生時間經營生命，幫助自己、家人與親友，達到平安與健康。

生命的意義並非只是活著，還要豐衣足食、不生病，如此一來，就有更多時間思考，如何讓自己活得更有意義，讓生命更有品質。

常見疾病，談治未病及預防之道

很多人都是在失去了健康、失去了親友、失去了很多東西，才開始感到後悔莫及，想著如果以前怎麼做，現在就不會變成這樣，但世上沒有後悔藥，也無法回到過去提醒自己。請記得現在所做的一切，未來都會反饋到自己的身上，如果有一天發現體內出現癌細胞，一定是現在的飲食、生活習慣及情緒太過造成的結果。

所以，就當作未來的自己搭乘著時光機，回到現在勸告自己：「要怎麼做，未來的你才會健康？」

中醫養生核心的「治未病」源自於《黃帝內經》，在《素問．四氣調神大論》提出：「是故聖人不治已病治未病，不治已亂治未亂，此之謂也。夫病已成而後藥之，亂已成而後治之，譬猶渴而穿井，鬥而鑄錐，不亦晚乎？」當疾病形成之後才做出治療，身體早已受到損害，已然回不去最初的健康狀態。

我經常在課堂上分享這句話：「大病是養出來的，健康的身體也是。」與其後悔當初自己的不作為，不如在疾病出現之前，開始注重養生之道，保持身體的健康。

以下介紹現代日常中常見的疾病，希望讀者將治未病的養生觀深入內心，進一步瞭解疾病的成因，透過前面篇章所敘述，培養健康習慣、找到屬於自己簡單易行的養生方法，期許在罹病之前，就能先把病因根除！

◎肌肉缺少症

肌少症是台灣很多年長者的問題之一，除了肌肉量減少及肌肉功能下降，嚴重者還會造成無力衰弱，甚至跌倒或骨折等狀況，容易因為自己無法好好走路，而產生厭棄自己的心理，連帶影響身心靈的不健康，有些人因為狀況嚴重還必須住院治療。

簡單來說，「肌少症」就是肌肉量下降，也是機能退化、細胞老化的一個明顯警示。因為衰老、男性荷爾蒙和雌激素的減少，都會加速肌肉流失，另外胰島素阻抗也會因為年齡增長而增加，加快肌肉分解速度與第二型糖尿病產生，最後因為肌肉量下降，使得肌力不足、關節支撐力不夠，而造成關節磨損。

如何預防肌肉缺少症？首先，養成規律走路運動的習慣，還能順道曬曬太陽補充維生素 D，能走就不要搭電梯、手扶梯。其次，充足的營養，特別是補充含有必需胺基酸的蛋白質，是肌肉組成重要成分；

如果是腎臟病患者，在蛋白質的補充方式，建議先諮詢醫生。

◎退化性關節炎

主要是關節部位因軟骨過度使用磨損，或是滑液分泌發生異常，讓關節活動受到影響，造成疼痛、腫脹、發熱、僵硬等關節炎症狀，更嚴重還會造成骨刺、關節變形，進而影響活動能力，因為外傷、關節受力不平衡、過勞及搬重物造成損耗、體重過重及老化造成退化都是主要原因。

老化是人生必經過程，如何延緩老化過程，是一大重點。有很多長輩只要關節開始退化產生疼痛，就會不願意走動、能坐就不動、最後導致連下床都有困難，隨著活動量降低、身體機能變差，連帶肌肉也流失了，「久坐傷肉、久臥傷氣」正是如此。

想要防治退化性關節炎，首先需要學習如何正確使用膝蓋、改變日常生活型態，避免過度使用而造成磨損；其次，若是體重較重者，減重就是首要任務。另外，當開始有關節發炎、疼痛時，建議檢查瞭解問題所在，並做一些簡單運動以維持肌肉量，幫助緩解疼痛。

現在有些復健及物理治療，可以幫助改善狀況，並指導患者正確調整姿勢，透過積極的復健，舒緩疼痛與恢復周圍軟組織，再搭配適當的營養補充，將能事半功倍。

若有較嚴重的疼痛問題，建議尋找專科醫師治療，因為疼痛會降低出門復健及活動能力，千萬不可隱忍而造成更嚴重的後果。

◎眼睛疾病

現代 3C 產品充斥，小到孩童、大到 80 歲的長者都會使用手機，不論是跟家人維繫感情，甚至上網追劇、玩遊戲等，因為長時間用眼過度、3C 產品中的藍光、容易使眼睛氧化、傷害視神經，導致眼睛急速老化、病變，很多年輕人的視年齡都已經超過 50 歲，甚至是已經有乾眼症、老花眼、白內障、黃斑部病變、青光眼、飛蚊症等相關問題產生。

小時候在學校下課時間，會要我們進行 5 分鐘的「護眼操」，這就是簡單的日常護眼法。另外，須養成正確使用 3C 產品的好習慣，如使用時間 1 小時應休息 10 分鐘、3C 產品的螢幕貼抗藍光貼片，或者配戴抗藍光眼鏡、看書或手機的距離要有 30 至 40 公分、避免在光線不足的地方使用眼睛。其次，定期做視力檢查、瞭解眼睛狀況，在專科醫師或合格驗光師建議下，適時治療、矯正，以維護眼睛健康。眼睛是靈魂之窗，當你看不見世界，人生將只剩下黑暗。

再者，眼睛的日常保養，還可以透過適當的休息、避免過度疲勞，久視傷血。另外，多補充含葉黃素、富含維生素 A、B、C、E 與花青素的食物，都是平時就可以攝取到的營養素。

◎肺炎、氣管、支氣管、肺癌等肺部疾病

近年來，肺炎是國人十大死因前 3 名，氣管、支氣管、肺癌等是十大癌症死因第一名，而且連續蟬聯多年，表示這是嚴重影響國人健康的重要問題。

一般來說，肺炎主要原因是病毒、病菌感染呼吸道、肺部。如新冠肺炎，除了毒性強、傳染力快，有些人在傳染後可能還會快速惡化，引起肺炎及敗血症而變成重症，甚至死亡。尤其是免疫機能較差的老人或糖尿病患者，發生的機率更高。

肺癌就是指長在氣管、支氣管、肺泡與肺臟的癌症，菸害、空氣污染、職場傷害，或擁有肺癌家族病史、肺部相關疾病史、平時煮菜未使用抽油煙機等，都是肺癌的主要成因。

經過這兩年來新冠肺炎嚴峻，民眾在政府指導下已有一套好的預防作為，如戴口罩、勤洗手、保持社交距離，避免群聚或到人多聚集的地方。再來就是如何做到平衡免疫力、啟動自癒力，如攝取足夠蛋白質及優質脂肪酸，這 2 個成分也是細胞組織最重要的組成養分！同時養成良好飲食與作息，讓身體有足夠精神及體力抗疫。

以上也是預防肺癌最好的方式，還要特別注意不要抽菸、拒吸二手菸，使用清潔劑或處於霧霾環境中，要有足夠的防護措施，並做到定期健康檢查，早期發現，可以早期治療。

◎心血管疾病

每年一到秋冬，天氣一轉冷，就是心血管疾病的好發時間，心血管疾病包含一切的心臟及血管組織疾病統稱，主要形成原因是動脈硬化病變，如動脈血管因為老化或是因為缺乏運動、食飲或睡眠等生活習慣不良，所導致的彈性變差。

心血管疾病的併發症導致死亡原因中，以高血壓為最高，如果有抽菸的族群也在危險之列，其他的如糖尿病、缺乏運動、肥胖者，也都是併發的高危險群。

中醫說的疾病都有成因及季節性，而夏天是養心護心的好季節，趁著陽氣最旺季節，血液循環較快，保持心平氣和、走路運動、喝水，讓氣血流暢、增加代謝率、維持適當的體重，是養心的守要任務。

其次，避免抽菸、喝酒、熬夜，保持作息正常，在飲食方面禁吃炸物、盡量避免精緻含糖食物、醃製類及加工食品，要確實遵守，汽車不能加柴油我們一定會遵守，但有心血管疾病的人不能吃的食物，怎麼就會去吃呢？值得我們深思。

第三，飲食方面，在專業醫療人員的指導下，依照當下身體狀況，給予適合的建議，通常心血管疾病需要預防體內血脂肪氧化、心臟血管硬化的食物，可以從市面上買到含類胡蘿蔔素、花青素、異黃酮素、維生素 C、維生素 E、輔酶 Q_{10} 等食物。

◎腦血管疾病

俗稱「腦中風」，通常都是在瞬間發生，如果沒有及時就醫，後果將不堪設想。常見的症狀有腦出血、腦梗塞、蜘蛛膜下腔出血、高血壓性腦病變等。

其他成因如同心血管疾病，都是跟血管病變及硬化相關，通常有心血管疾病者，三高族群及抽菸等都是腦血管疾病的併發高危險群。

平時就要保持穩定情緒，生病起於情志。情志波動過大，心及氣血首受波及，導致血管收縮幅度超過負荷，就會引發心、腦血管疾病。其次，還是要維持良好飲食及生活習慣、避免過勞，更要注意兩便是否順暢。

◎糖尿病

屬於代謝異常的疾病，跟體內胰島素分泌息息相關。當胰臟不能製造足夠的胰島素，導致葡萄糖無法充分進入細胞內，造成血糖濃度升高。常見的第二型糖尿病為一般人後天問題造成的，因此這裡主要以如何預防第二型糖尿病為主。第二型糖尿病主要是由於肥胖、情緒壓力、不良的飲食習慣、缺乏運動、老化及遺傳等問題造成。並容易有心腦血管、眼睛、腎臟、神經及足部等相關性疾病發生。

近幾年第二型糖尿病患者數量爆增，也值得我們深思，是哪個環節出了問題，導致成為糖友一族。為了避免成為糖友，首要的應該是日常飲食的選擇，如同心腦血管疾病的預防，不能吃的就不要吃；其次是保持良好生活及作息習慣；第三，培養運動習慣並維持適當體重。最後應戒菸、避免吸入二手菸和過度飲酒等。

◎慢性肝炎、肝硬化、肝癌

肝癌是台灣男性較容易發生的疾病，通常由慢性肝炎在演變為肝硬化，最後成為肝癌。每個人體質不同，演變過程也會不同。主要肇因為 B 型肝炎及 C 型肝炎，因此定期健康檢查更顯重要。

另外，因為經常熬夜、作息不正常、飲酒過量，導致肝臟過度工作勞累，也會讓自體抵抗力下降，免疫細胞減少，影響肝臟夜間自我修復的功能，引發病變，尤其是 B、C 肝炎病毒帶原者更要注意。

肝病的形成有很多種，建議成年人每年定期檢查肝臟，早期發現就能早期治療。酒精性肝病是飲酒過量造成，預防之道就是減少或避免喝酒；藥物性肝炎是吃到肝臟無法正常代謝的毒素引發。

為了避免肝臟負擔，首要是正常作息，避免過勞。其次是日常飲食要正常，慎選食物，如發霉食物會讓肝臟致癌機率增高，不能吃的就千萬不要吃；其次是保持良好生活及作息習慣，讓肝臟得以休息；第三，培養運動習慣並維持適當體重。最後應戒菸和避免過度飲酒。

◎大腸癌

這幾年身邊一直有長輩因為罹患大腸癌過世，大腸癌早期並無癥狀，只能藉由定期篩檢，早期發現、早期治療。平時可以從是否腹痛、腹脹、排便不正常、體重減輕、貧血等現象加以注意。

主要成因是多數都是因為生活習慣不良、飲食中未注意膳食纖維攝取、老化等後天因素有關，也有少數是因為遺傳及基因。

自己早期因為壓力大、飲食不正常、排便不順暢、外痔失血導致貧血等徵狀，因此會注意是否有狀況，除了定期大腸鏡檢查，現在更從飲食調整，排便已恢復正常。因此首要還是先去做檢查，確定正常，若有瘜肉先切除，杜絕後患；其次，還是在於良好飲食習慣，並攝取含纖維素食物；第三，培養運動習慣並維持適當體重，避免抽菸、喝酒。

預防勝於治療，列出這麼多種常見慢性病，目的就是要告訴讀者，這都是當下常見疾病，如果可以趁未病之前，就做好防治、防病的措施，就可以活得更健康、輕鬆且自在。

微觀共振，用「黃帝內經 X 量子糾纏」調頻人生

前面談及各種常見疾病、癌症成因與預防之道，一路從量子糾纏、情志相勝，再到探究成因，其中以意識造成疾病危害與影響最大。

自己若無「想要健康」的堅定信念，並且身體力行，最終受害的，還是自己，並且會累及家人。如本書一直以「上古之人，其知道者，法於陰陽，和於術數，食飲有節，起居有常，不妄作勞，故能形與神俱，而盡終其天年，度百歲乃去」，來說明如何讓身心靈健康；以「今時之人不然也，以酒為漿，以妄為常，醉以入房，以欲竭其精，以耗散其真，不知持滿，不時御神，務快其心，逆於生樂，起居無節，故半百而衰也」，來闡明為何現在人不健康的原由。

在《黃帝內經》當中，很多內容就是如此簡單易懂，對於想健康的人，只要翻閱幾篇，就能汲取養生之道，並且從中領悟、體會出簡單而深刻的道理，得到實質幫助。

對於瞭解中醫的人，《黃帝內經》就是一本難得的寶典，囊括生理學、病理學、診斷學、藥物學和治療原則，可以思考 2,000 多年前的古人怎能擁有如此大智慧，完成這樣一部曠世巨作，將人臟腑、經絡、脈象寫得如此詳盡，也能從中窺知陰陽、五行、五運六氣與天地

間的天文歷法基礎知識。

不免思忖著，假使這是一部從觀察天地變化而來的經驗，在書寫紀錄的當時，需要再用多少時間，去紀錄、核實，並確認宇宙天體運轉是周而復始的真理。對於想研究宇宙生命哲學之人，這本關於天、地、人之間的理論科學，可以帶領從宏觀世界看到量子論，而獲得更多的訊息， 例如：「陰陽者，有名而無形」、「陰陽者，天地之道」，這樣的陰陽學說如同量子理論，可以無窮盡從宏觀之上，帶我們窺知宇宙，也能無窮盡地從微觀之中，帶我們與弦共振，讓我們在天地間接收到宇宙訊息，增長智慧。

人，自是一個小宇宙，任何心念、意念都能產生量子意識，並與萬物糾纏。心念是陽，當足夠強大時，將能吸引到好的能量到身邊來。意念是陰，當太過強大時，也將不受控制，這些隨之產生的負面念想、壞的情緒，將會吸引不好的能量。

因此，陰陽之間需要平衡、互用，以達到相輔相成的善循環。當自己能量不夠穩定、力量不夠時，如同陰陽失衡，將導致意識紊亂、頻率跑掉，因此才需要調頻，落實「養生不養病」的日常期許。

只要自己的能量穩定、力量足夠時，就能看到自己，找回自己，並且做回自己。

祝福有緣閱讀本書的每一位好朋友，都有無限正向的能量，幫助自己身心靈合一，邁向健康的康莊大道，找到人生的真實意義。

【附錄】參考文獻

中文

1. 王洪圖、賀娟（2014），《黃帝內經素問白話解》，北京：人民衛生出版社。
2. 王宏圖、賀娟（2014），《黃帝內經靈樞白話解》，北京：人民衛生出版社。
3. 王琦（2005），《中醫體質學》，北京：人民衛生出版社。
4. 王琦（2012），《九種體質使用手冊》，北京：中國中醫藥出版社。
5. 王冠明（2010），〈中醫心理學基礎與情志病防治〉，香港中文大學醫學院。
6. 王米渠（1988），《中國古代醫學心理學》，貴州：貴州人民出版社。
7. 王唯工（2004），《氣的樂章》，北市：大塊文化出版股份有限公司。
8. 王唯工（2010），《水的漫舞：水腫與老化的關係，健康飲食的全新觀點》，台北市：大塊文化出版股份有限公司。
9. 王唯工（2010），《氣血的旋律：血液為生命之泉源，心臟為血液之幫浦 揭開氣血共振的奧祕》，台北市：大塊文化出版股份有限公司。
10. 王唯工（2011），《氣的大合唱：人體、科學、古今中醫藥，齊唱未病先治之歌》，台北市：大塊文化出版股份有限公司。
11. 中國唐代孫思邈（2011），《備急千金要方》，北京：中國醫藥科技出版社。
12. 田和祿、王卿（2021），《五運六氣——黃帝內經天文曆法基礎知識》，台北市：大展出版社。
13. 世界衛生組織技術報告書（2002），《膳食、營養、和慢性病預防》，世衛組織（WHO）、農糧組織（FAO）聯合報告書。

14. 甘立業（2015），〈人類存在與存有的五門問題〉，《道子規》，馬來西亞道子 I 系統有限公司。
15. 行政院衛生署國民健康局（2003），《高血脂防治手冊－國人血脂異常診療及預防指引》修訂版。
16. 曲黎敏（2010），《黃帝內經養生智慧》，台灣：康鑑文化。
17. 曲黎敏（2009），《黃帝內經2：從頭到腳說健康》，台灣：康鑑文化。
18. 曲黎敏（2016），〈心主神明，心智成長，心理健康〉，《台灣心理諮商季刊》，8 卷 4 期，頁 1 － 20。
19. 貝塞爾・范德寇（2017），《心靈的傷，身體會記住》，台北市：大家出版文化。
20. 汪昂（1694），《本草備藥》，卷五金石水土部 各種藥露，台南市：綜合出版社。
21. 杜文東（2005），《中醫心理學》，北京：中國醫藥科技出版社。
22. 周淑媚（2014），〈《黃帝內經》情志論述與文學情志療法研究〉，《中醫藥雜誌》，第 25 卷特刊 2，頁 202 － 204。
23. 許心華（2018），〈藥膳食療之研究與探討——花波療法〉，《世界中醫藥學會聯合會 2018 年論文集》，頁 397 － 398。
24. 許心華（2010），《天天好心情：巴曲花精情緒密碼》，台北市：博思智庫股份有限公司。
25. 許心華、謝昊霓（2019），《遇見巴曲花波：關於人格、脈輪、情緒與量子醫學實證》，台北市：博思智庫股份有限公司。
26. 許心華、謝昊霓（2020），《生命之謎VS.量子糾纏：關於生命、大腦、情緒、意識與量子醫學實證》，台北市：博思智庫股份有限公司。

27. 徐文兵（2011），《字裡藏醫》，新北市：野人出版文化。
28. 徐文兵（2018），《飲食滋味：黃帝內經》，新北市：幸福文化。
29. 亞伯罕・賀弗（Abram Hoffer, MD, PhD）、安德魯・索爾（Andrew W. Saul, PhD）合著（2015），《細胞分子矯正醫學聖經》，台中市：晨星出版。
30. 翁嘉英等（2015），〈心理社會危險因子與心血管疾病〉，《內科學誌》。
31. 孫星衍、孫馮冀（2017），《中醫文化經典必讀叢書：神農本草經》，山西：山西科學技術出版社。
32. 宮錫杭、陳受強（1996），〈《內經》正邪離合論語中醫病邪理論的氣化觀〉，《甘肅中醫學院學報》，3（1）：頁 3 － 5。
33. 理查・費曼（Richard P. Feynman）（2015）等人，《費曼物理學講義 III：量子力學》（套書），台北市：遠見天下文化出版。
34. 郭靄春（2012），《黃帝內經・素問》、《黃帝內經・靈樞》、《金匱要略》，北京：中國中醫藥出版社。
35. 張俐敏、烟建華（2007），〈中醫邪概念的學術內涵〉，《中國中醫基礎醫學雜誌》，13（11）：頁 807 － 808。
36. 張世啟（2014），《黃帝內經——養生原理與應用》，河北：河北科學技術出版社。
37. 陳必誠（2018），《現代中醫導論要略》，台中市：華格那出版。
38. 陳示國（2017），〈2017 諾貝爾生醫獎——晝夜節律〉，《科學月刊》576 期。
39. 程仁宏、楊美鈴、趙昌平、洪昭男等（2010），《食品用添加物安全管制與規範專案調查研究報告》，監察院。

40. 萊納斯．鮑林博士（Linus Pauling, PhD）（2011），《長壽養生之道：細胞分子矯正之父20周年鉅獻》，台北市：博思智庫股份有限公司。
41. 楊世敏（2020），《致中和：體質不一樣，養生大不同》，台北市：天下生活出版股份有限公司。
42. 廖桂聲、蔣永孝、李政育（2011），〈七情致病與中樞邊緣系統之相關性及中醫臨床用藥〉，《中國醫藥研究叢刊》，中國醫藥研究發展基金會。
43. 靳琦、王琦（2007），〈中醫「治未病」說略〉，《北京中醫藥大學學報》第 30 卷第 11 期，頁 725 － 728。
44. 謝明哲等（2019），《實用營養學》，華杏出版股份有限公司。

英文

1. Bach, E(1931). *Heal thyself: an explanation of the real cause and cure of disease.* Saffron Walden, CW: Daniel.
2. Francis, Raymond(2002). *Never Be Sick Again: Health Is a Choice, Learn How to Choose It.* America: Hci. Health Communications, Inc
3. Patton, M. Q.(1990). *Qualitative evaluation and research methods.* London: Sage Publications, Inc.
4. Radd-Vagenas, Sue, PhD.(2019). *Understandingthe'traditional'Mediterranean cuisine: relationship to cognitive health and advances in measurement of adherence.* PhD Dissertation.
5. WHO Technical Report Series 916(2003). *Diet, Nutrition And The Prevention Of Chronic Disease.*

網站

1. 中央流行疫情指揮中心 COVID-19 病例數據及相關統計資料分析，衛福部疾病管制署網站，取自：https://www.cdc.gov.tw/
2. 王亞傑（2018），〈黃帝內經的飲食思維與現代營養學〉，解放軍306 醫院，中醫科，取自：https://kknews.cc/zh-tw/health/3z2mm3y.html
3. 全球 COVID-19 疫情累計確診數統計數據，國家研究院，取自：https://pride.stpi.narl.org.tw/index/graph-world/detail/4b1141ad70bfda5f0170e64424db3fa3
4. 行政院農委會（2018），〈2017 諾貝爾獎證實中醫兩千年前的養生論〉，藥用植物主題館。
5. 衛福部（2019），2019 年國人死因統計【原始數據】，取自：https://www.mohw.gov.tw/cp-16-54482-1.html
6. 衛福部國民健康署（2019）， 2007 國民健康三高傷腎新聞稿，取自 https://www.hpa.gov.tw/Pages/Detail.aspx?nodeid=3804&pid=10503
7. 衛福部（2016），成人預防保健免費成人健康檢查，取自：https://www.hpa.gov.tw/Pages/List.aspx?nodeid=189
8. 衛福部國民健康署（2018），《健康促進工作手冊》，取自：https://www.hpa.gov.tw/File/Attach/8856/File_8483.pdf
9. 衛福部食品藥物管理署（2012），《國民飲食指標手冊》，食品藥物消費者知識服務網，取自：http://consumer.fda.gov.tw
10. 衛福部國民健康署（2018），《每日飲食指南手冊》，國民健康署網站，取自：http://www.hpa.gov.tw/Home/Index.aspx

11. 衛福部國民健康署（2019），〈正確飲食習慣〉，取自：https://www.hpa.gov.tw/Pages/Detail.aspx?nodeid=543&pid=8365
12. 衛福部國民健康署（2014），〈聰明吃 救健康 - 健康飲食 3 多 3 少 3 均衡〉，取自：https://www.mohw.gov.tw/cp-2638-22554-1.html
13. 衛福部（2015），〈為何不做成人健康檢查？四成民眾答：「因為身體很好」〉，取自：https://www.hpa.gov.tw/Pages/Detail.aspx?nodeid=1126&pid=1728
14. 衛福部國民健康署（2018），〈台灣洗腎人口多的原因〉，取自：https://www.hpa.gov.tw/Pages/Detail.aspx?nodeid=635&pid=1200
15. Bach, E（1936）. Heal Thyself pdfThe twelve healers and other remedies. 取自：https://www.bachcentre.com/wp-content/uploads/2019/10/Twelve_Healers_1941.pdf
16. World Health Organization（2019）. Top ten causes of death. 取自：https://www.who.int/zh/news-room/fact-sheets/detail/the-top-10-causes-of-death
17. World Health Organization（2013）.10 facts about non-communicable diseases. 取自：https://www.who.int/features/factfiles/noncommunicable_diseases/zh

國家圖書館出版品預行編目 (CIP) 資料

黃帝內經 X 量子糾纏 : 情志相勝、運氣調頻、分子營養與量子信息醫學實證 / 張淵豪作 . -- 第一版 . -- 臺北市 : 博思智庫股份有限公司 , 2022.05 面 ; 公分

ISBN 978-626-95733-6-3(平裝)

1.CST: 內經 2.CST: 中醫理論 3.CST: 預防醫學

413.11 111005153

美好生活 41

黃帝內經╳量子糾纏

情志相勝、運氣調頻、分子營養與量子信息醫學實證

作　　者 | 張淵豪
總 編 審 | 許心華
主　　編 | 吳翔逸
執行編輯 | 陳映羽
專案編輯 | 胡　梭、千　樊
美術主任 | 蔡雅芬
媒體總監 | 黃怡凡

發 行 人 | 黃輝煌
社　　長 | 蕭艷秋
財務顧問 | 蕭聰傑
出 版 者 | 博思智庫股份有限公司
地　　址 | 104 台北市中山區松江路 206 號 14 樓之 4
電　　話 | (02) 25623277
傳　　真 | (02) 25632892

總 代 理 | 聯合發行股份有限公司
電　　話 | (02)29178022
傳　　真 | (02)29156275

印　　製 | 永光彩色印刷股份有限公司
定　　價 | 350 元
第一版第一刷　西元 2022 年 5 月

ISBN 978-626-95733-6-3

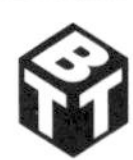

博思智庫股份有限公司
博思智庫粉絲團　Facebook.com/broadthinktank